血压管理

[日] 渡边尚彦 ◯ 著

范桑 ◯ 译

天津出版传媒集团

天津科学技术出版社

读者须知： 医学是随着科学技术的进步与临床经验的积累不断发展的。本书中所述的知识与各项建议均是作者结合自己的专业和多年的经验审慎提出的，但图书不能替代医疗咨询。因本书相关内容可能造成的直接或间接不良影响，作者和出版方均不予担责。

KETSU-ATSU O SAGERU SAIKYO NO HOHO
Copyright © Yoshihiko Watanabe 2020
All rights reserved.
Original Japanese edition published by ASCOM Inc.
This Simplified Chinese edition published
by arrangement with ASCOM Inc., Tokyo
in care of FORTUNA Co., Ltd., Tokyo
经授权，北京快读文化传媒有限公司拥有本书的中文简体字版权

天津市版权登记号：图字02-2025-066号

图书在版编目（CIP）数据

血压管理 / （日）渡边尚彦著；范桑译. -- 天津：天津科学技术出版社，2025. 7. -- ISBN 978-7-5742-3002-6

Ⅰ. R544.1

中国国家版本馆 CIP 数据核字第 202502U2M5 号

血压管理

XUEYA GUANLI

责任编辑：张建锋

责任印制：兰　毅

出　　版：天津出版传媒集团
　　　　　天津科学技术出版社

地　　址：天津市西康路35号

邮　　编：300051

电　　话：(022)23332400

网　　址：www.tjkjcbs.com.cn

发　　行：新华书店经销

印　　刷：天津联城印刷有限公司

开本 880×1 230　1/32　印张 6　字数 97 000

2025年7月第1版第1次印刷

定价：58.00元

前言

读者朋友们，大家好！我是"血压先生"渡边尚彦。

为什么我会有这个称号呢？

一是因为我是一名专治高血压等循环系统疾病的医生，另一个原因是自1987年8月以来，我一直坚持每天24小时不间断测量自己的血压。

我的左上臂始终缠着血压计的腕带，除了洗澡时不得不将其摘下以外（洗澡时佩戴会损坏血压计，不过蒸桑拿时我依然会戴着），我在看诊、坐地铁、开车、睡觉、吃饭、上厕所、散步时，都时刻佩戴着。

我们的血压其实时刻处在波动状态。即便是在一天之内，受身体活动、情绪变化及外部环境等不同因素的影响，血压也会随之波动。

不知道大家是否听说过"白大褂高血压"？

这是指血压平时处于正常值，但是到了医院，由医生或者护士测量血压时，血压直线上升的症状。而这主要是由紧张及压力所致。

我曾经见过一名男性患者，他在候诊室测量血压时，收缩压为116 mmHg。但进入医生诊室重新测量时，收缩压却骤升至170 mmHg。不过，当医生要求他深呼吸后再进行第三次测量时，数值就降到了117 mmHg。这期间患者本人并没有任何自觉症状。

由此可见，哪怕是一件小事也会引起我们血压的波动。可以说，不稳定是血压的特性，因此，不持续测量血压就无法真正了解血压的日常状态。

由此，我才决定坚持一年365天、每天24小时不间断地测量血压。另外，我也要求我的患者们每天都坚持测量血压，而且一天要测量多次。

那么，通过持续采集自身的血压数据，我到底有什么收获呢？首先，我察觉到了血压的本质，这是仅通过诊疗患者无法体会到的。比如，什么情况下血压会上升？什么情况下血压会下降？吃饭的时候血压如何变动？运动的时候又如何？上厕所的时候呢？血压是否与紧张程度有关？……我一刻不停地观察着血压的波动，一遍一遍地用自身做试验来分析数据。当然，这也与我的性格有关，凡事都想亲身试验。

与此同时，我也始终在探究真正能降血压的方法。为此，我除了会去查阅各类医学论文之外，还会通过电视、杂志、书籍等途径了解时下流行的降血压方法，无一遗漏地进行搜集、查阅，思考这些方法是否真的有效，并且会用自身做试验来验证其效果。除了亲身实践，我也会邀请患者一起参与进来。

这样，基于我亲自搜集的资料及数据，我辨别了哪些才是真正有效的降血压方法。我会将这些方法推荐给我的患者，大家在听从我的建议后，都惊喜地发现血压真的降低了。

在这本书中，我毫无保留地公开了这些真实有效的降血压方法。

另外，书中还介绍了"无盐食谱"。这些食谱在烹饪时完全不使用盐、酱油等调味料。在实践"一周减盐法"这个绝对不会失败的减盐饮食法时，可以参考使用。

食谱中介绍的每一道料理都非常美味，认为"减盐会使饭菜寡淡无味"的人，请一定要试试看，相信它一定能帮你轻松过上减盐生活！

受高血压困扰的朋友们都可以来尝试我在这本书里介绍的方法。这些方法无须依靠药物，有持续性的效果，不仅能降低血压，还能使其保持平稳。

希望大家都能就此摆脱高血压的困扰。

这本书

浓缩了我30年来

坚持每天

24小时不间断

监测血压的收获

每天吃20粒
无盐的带皮花生，
血压降低了
8 mmHg

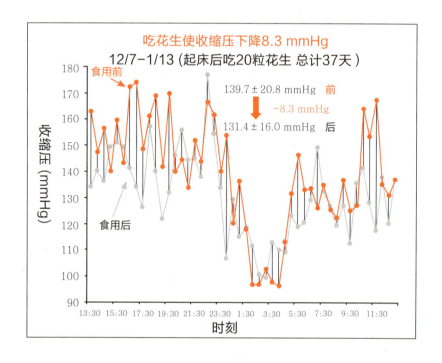

吃花生使收缩压下降8.3 mmHg

12/7-1/13（起床后吃20粒花生 总计37天）

食用前

139.7±20.8 mmHg 前

-8.3 mmHg

131.4±16.0 mmHg 后

食用后

收缩压 (mmHg)

时刻

每天喝
15 mL食用醋，
血压降低了
3 mmHg

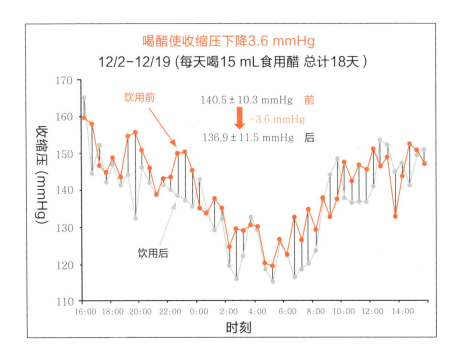

喝醋使收缩压下降3.6 mmHg
12/2–12/19（每天喝15 mL食用醋 总计18天）

140.5±10.3 mmHg　前
−3.6 mmHg
136.9±11.5 mmHg　后

饮用前

饮用后

收缩压 (mmHg)

时刻

每天按压
3次合谷穴,
血压降低了
4 mmHg

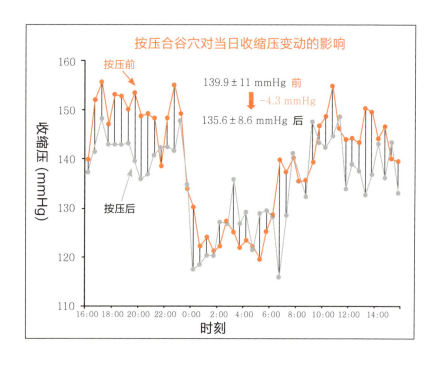

按压合谷穴对当日收缩压变动的影响

139.9 ± 11 mmHg 前
−4.3 mmHg
135.6 ± 8.6 mmHg 后

按压前

按压后

收缩压 (mmHg)

时刻

目录

第 ① 章
轻松降血压的10种饮食法

第 ② 章

轻松降血压的8个好习惯

第 ③ 章

要注意！不为人知的让血压上升的5大日常行为

第 ④ 章
美味无盐食谱

第 ⑤ 章
有助于降血压的穴位及拉伸运动

第 1 章

轻松降血压的
10 种饮食法

合理饮食才是降血压的关键

01

吃海带
血压升高，
吃花生
血压降低

不要被"健康"的印象误导

我们日常生活中常见的"健康食品",并不一定有益于血压健康。一般而言,所谓的健康食品多为低热量食品,它们主要以减肥人群为销售对象,因此会在食品中特别注意控制油脂含量和含糖量。然而绝大多数这样的产品并没有顾及血压。

对于想降血压的人来说,盐分才是最大的敌人。

除了要注意一日三餐之外,吃零食、下酒菜时也不能掉以轻心。大多数人都认为腌制食品和酒类饮品是绝配,因此**受欢迎的下酒菜几乎都是高盐食物**。人们稍不注意就会过量摄入盐分,导致血压快速升高。

也许很多人认为"只要吃健康食品就不会对身体产生负面影响",但这样的想法其实很危险,并非所有被认为是健康的食品都是低盐的。

卤海带、醋海带等海带类零食就是典型的需要引起警惕的食品。虽然它们给人以"健康食品"的印象,但其盐分含量非常高,对于血压偏高的人来说,绝不能算是"健康"食品。

很多人在喝酒或饮茶时总会忍不住想要吃点什么，这样的心情我非常理解。但是对于不想让血压升高的人来说，这却并非明智之举，不仅是因为大多下酒菜的盐分含量都比较高，还因为吃完高盐分的菜后，容易出现口干口渴的现象，人们为了解渴会喝更多的酒。这样一来，第二天早晨的血压必然会升高。

 ## 哈佛大学发表了惊人的研究成果

如果喝酒或饮茶时总忍不住想吃东西，那么我建议大家吃花生，因为花生中含有可降低血压的有效成分。

哈佛大学的研究团队曾对此做过研究，他们在对12万人的饮食生活进行了长达30年的追踪调查后发现，调查对象的死亡率存在显著差异，而能大幅降低死亡率的食物中就包括花生。

花生一直被认为是高脂肪、高热量的食物，怎么反而对健康有益呢？

为了解开这个谜团，更多研究者对花生的保健功效进行了研究。结果表明，**花生所含的饱和脂肪酸和不饱和脂肪酸的比例均衡，具有降低低密度脂蛋白胆固醇（"坏胆固醇"）水平、促进血管健康的功效。**

 ## 持续吃无盐的带皮花生

我听说了这项研究结果后，当即便开始了试验，对吃花生是否真的能降血压进行了验证。

我发现便利店、超市等地主要贩卖的都是咸香黄油花生这类的风味花生食品，它们的盐分含量很高。因此，我做试验时选用的是完全没有添加盐的带皮花生，同时还要求试验对象连花生衣一起吃。这样吃虽然可能会影响口感，但**可以充分摄取花生衣中富含的多酚。**

多酚具有强大的抗氧化作用，有助于降低血压。目前为人所熟知的多酚主要包括红酒和茶中的儿茶素，荞麦中的芦丁，大豆中的大豆异黄酮，等等。

在我的试验过程中，我要求试验对象每天早晨吃20粒无盐的带皮花生。如此坚持了3~4周后，他们的血压平均下降了8 mmHg，并保持稳定。我们在饮食中每减少1 g盐，收缩压就会下降1 mmHg左右，因此这与在日常饮食中减少摄入8 g盐所能达到的效果相当。

经常在外用餐或点外卖的人，一日盐分摄入量约为14 g。减少8 g的话，就只剩6 g，接近日本高血压学会所推荐的减盐指标，即将每日盐分摄入量控制在6 g以内[1]。

花生就是蕴含着如此强大的力量！

不过，虽然它对血压有好处，但其热量高，建议每天食用不超过20粒，以免发胖。

1　《中国居民膳食指南（2022）》推荐每日盐分摄入量控制在5 g以内。

能降血压的坚果不只是花生

除了花生以外，**开心果也富含多酚，前文所述哈佛大学的研究中对其功效也有阐述**。开心果同样含有不饱和脂肪酸、钾等多种具有降血压效果的成分。

因此，我建议高血压患者可以将花生和开心果搭配起来食用。但是食用时要适量，避免热量超标。另外，便利店、超市等商店贩卖的开心果大多添加了盐，建议购买标有"无盐""原味烘烤"等字样的不含盐分的商品。

02

比起晚餐，

早餐减盐

更有效

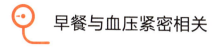

早餐与血压紧密相关

大家有认真对待早餐吗？

你吃早餐时有注意食材搭配吗？

如果你对这两个问题的回答都是否定的，或者否定了其中一个，那么就需要注意了，因为早餐与血压紧密相关，怠慢的话可能导致严重的问题。

首先，要按时吃早餐，因为不吃早餐会促使血压升高。我会在后文具体说明其原理，但在那之前我想先介绍一下有关血压的基础知识。我们对血压的基础知识有所了解之后，就能更加准确地理解不吃早餐的危害。

血压不是一成不变的，而是时刻处于变化之中。大多数人会在意血压计测量出来的瞬间数值，但这还不够。**根据早晚的血压判断血压的高低**才是比较理想的做法。

我从1978年以来，除洗澡之外，一年365天，每天24小时都戴着血压计，不间断地测量着自己的血压，就是希望通过追踪时刻变化的血压，掌握其特性及它与日常生活之间的关联。

自主神经功能对血压的影响

通过这项自我研究，我收获颇丰。

一般而言，血压在夜间睡觉时处于最低水平，早晨起床后开始慢慢上升，在午间活动时间达到高位。做运动或者感受到压力的话，血压会进一步升高。

了解了血压的日常变化规律，就能更好地把握血压的含义及其本质了。

高血压之所以会对身体造成危害，是因为血压上升时造成的强压会损伤血管。因此，为了身体健康，必须有效控制血压，确保其在一天内都不处于过高的状态。如此一来，就需要我们对自主神经功能给血压造成的影响有所了解。

人体的自主神经组织调控着诸多维持生命的机制，比如循环系统、呼吸系统及消化系统等。

自主神经分为白天或活动身体时处于活跃状态的交感神经，以及夜间或安静时处于活跃状态的副交感神经。**交感神经处于优势地位时血压升高，副交感神经处于优势地位时血压下**

降。睡眠过程中副交感神经处于优势地位，因此血压较低。反之，起床时交感神经处于优势地位，血压会升高。

为什么不能不吃早餐

起床时的状态或动作会引起血压的上下波动。吃早餐或者放松时，副交感神经处于优势地位，血压会下降。反之，做运动或者紧张时，交感神经处于优势地位，血压会上升。

有些人虽然平常血压不高，但一见到身穿白大褂的医生，血压就会飙升、心跳就会加快。这是见到医生时感到紧张，交感神经处于活跃状态所引起的。

让我们来预想一下从早上起床到出门的血压变动。起床的那一瞬间，交感神经处于优势地位，血压开始上升，出门时由于身体的活动，血压进一步升高。

很多人可能因为各种原因错过早餐，但其实**不吃早餐所造成的空腹压力会刺激交感神经，导致血压急剧升高。**

因此，如果不想让血压过度升高，就要认真对待早餐。这可以说是高血压人群维持身体健康的基本做法。

一日三餐之中，哪一餐减盐效果最佳

那么，只要吃早餐，不管吃什么都可以吗？当然不是这样。

我在前一节也讲到，高血压人群的饮食必须要控制盐分。有数据表明，如果早餐盐分摄入过多，会使一整天的血压平均值都处于高位，需要特别引起重视。

在起床前后，人体内的肾素、醛固酮、肾上腺素、去甲肾上腺素等引起血压升高的激素会大量分泌，尤其是醛固酮会导致钠滞留在体内，因此**如果早餐摄入过多盐分，血压可能会急剧上升**。

也就是说，如果要将一天当中的某一餐设定为减盐餐的话，比起晚餐，选择早餐的效果会更好。当然，三餐同时减盐

是最理想的。但如果觉得这很难做到，想从某一餐开始尝试的话，我极力推荐将早餐设为减盐餐。

减盐餐的重点是从一开始就选择不含盐分的食材，而且进食时间不能过久。同时，最好按照营养均衡的食谱准备餐食，这样既能防止血压快速上升，还能得到满足感。

03

吃传统早餐
血压升高，
吃水果麦片
血压降低

经典早餐搭配其实盐分超标

西式的经典早餐搭配是黄油烤吐司面包，鸡蛋料理配培根、火腿或香肠，再加上蔬菜沙拉和汤。日式的经典早餐中，最具代表性的则是米饭、味噌汤、烤鱼、纳豆、海苔及酱菜的组合。

然而，需要引起注意的是，**这两种早餐组合所使用的食材都含有非常高的盐分**[1]。

西式早餐中只有蔬菜沙拉中的新鲜蔬菜不含盐分，沙拉酱含有大量盐分，并且属于严重超标的水平。吐司面包也不容小觑，一般盐分含量都很高。

虽然市面上也有无盐面包可供选择，但一般都需要在烘焙店购买当日新鲜制作的产品。因此，它的普及率没有想象中高，有些人还觉得它的口感不好。

另一方面，给人以健康印象的日式早餐又如何呢？其实，

1　如果是搭配了腐乳、咸菜、咸鸭蛋的经典中式早餐，含盐量也很高。

日式早餐的盐分含量也不低，我并不推荐。烤鱼使用的腌渍鲑鱼、干货都是高盐分食品。而吃纳豆或豆腐时，大多数人都会蘸酱汁或酱油。另外，酱菜、味噌汤的盐分含量也很高。

日式早餐虽然有低脂肪、低热量的优点，可是一旦考虑到血压问题，就另当别论了。这对于日式早餐爱好者来说或许是一个不小的冲击。

因此，无论习惯于哪种形式的早餐，都要尽量选择不含盐分的食材。但不可否认的是，在繁忙的早晨准备减盐餐是一件很费工夫的事情。通过改良传统早餐来推广大幅度减盐，想必也是非常困难的。

 ## 可以轻松减盐的理想早餐食谱

那么，该如何选择健康、理想的早餐呢？

关于理想早餐，我更推荐水果麦片搭配牛奶（或者无糖酸奶、无糖豆奶）。单人份的水果麦片泡牛奶，盐分含量仅为

0.5 g，相当于一块白腐乳（10 g）的盐分含量。同时，这样的早餐搭配营养均衡、富含膳食纤维，更重要的是简单易做、方便储存。

比如，格兰诺拉水果麦片中的麦片是将燕麦片配以大麦、糙米、玉米，添加植物油和糖浆经烤箱烤制而成的，制作过程中几乎不使用盐。以此为原材料，再混合水果干或坚果，就可以做成营养全面、口感丰富的水果麦片了。

近年来，随着健康食品、天然食品的大受欢迎，这类水果麦片也备受瞩目。

 ## 不但减盐，还非常适合用于补充营养

采用不同的原材料搭配麦片可以变化出各种各样的口味，水果麦片产品也因此层出不穷，如今也可以买到很多低糖产品。

关于吃法，它除了搭配牛奶之外，还可以搭配无糖酸奶或无糖豆奶。不容易吃腻、营养更加均衡，也是水果麦片备受好评的原因。

早餐吃水果麦片，可以将盐分摄入控制在0.5 g，这样血压在一天之内都不容易上升，**即便午餐、晚餐多摄入了一些盐分，也能保证一天的盐分总摄入量处于合理范围内**。这是几乎不费工夫就能实行的减盐食谱，我非常推荐。

综上所述，早餐吃什么是由个人喜好及准备早餐需花费的时间所决定的。但为了避免晨间血压升高，应该尽量减少早上的盐分摄入量。

有些人因为早上时间紧张就不吃早餐，这是我不赞同的。我希望大家能够认真对待一日三餐，好好吃饭。

04

想降血压

就喝

杜仲茶或伽玛茶

预防高血压的两大饮品

改善餐食可以抑制血压上升。同样，改变日常饮品也能改善高血压症状。

我们日常喝的饮品种类丰富，有水、咖啡、茶、果汁、酒等。然而，大家知道这其中哪几类饮品可以降血压吗？

我们先来谈谈茶。我想大部分人都抱有"喝茶对身体好"的印象。

茶叶中最受瞩目的成分是茶单宁，它是形成茶的苦涩味的一系列物质的统称。茶叶所富含的茶单宁是多酚的一种，大部分为儿茶素。各种茶饮的广告中经常会出现儿茶素这个词，相信大家并不陌生。

儿茶素具有多种生理活性功能，其中具有代表性的功能之一就是抑制血压上升。因此，通过饮茶的方式来预防高血压的人不在少数。

在这里，我想向大家推荐**经证实具有降血压功效的两款茶饮——杜仲茶与伽玛茶（GABA茶）。**

无咖啡因，不会导致失眠

杜仲茶以原产于中国的植物杜仲的嫩叶为原料，烘干炒制而成。杜仲的树皮还被用作中药材。

杜仲茶中含有的京尼平苷酸具有降血压的功效。它能提高副交感神经兴奋度，舒张血管平滑肌，起到扩张血管的作用。

此外，京尼平苷酸还具有抑制低密度脂蛋白（LDL）氧化的作用。通过抑制LDL氧化，可以进一步预防动脉硬化等损伤血管的病症。这两大作用能有效降低血压。

关于杜仲茶的功效，有很多值得信赖的研究数据可供参考。日本九州大学的研究团队进行试验，结果表明，浓缩杜仲茶能有效降低血压。

不含咖啡因是杜仲茶的另一大优势。那些喝茶或咖啡会失眠的人，以及睡眠较浅的人都可以尝试喝杜仲茶。

能抑制交感神经兴奋的"魔法茶饮"

另一款我认为可以引起大家关注的茶是伽玛茶。它是绿茶的一种，富含 γ-氨基丁酸（一种氨基酸，简称GABA）是其最大的特征。1986年，日本农林水产省管辖的蔬菜茶业试验场偶然在培育出的茶叶中发现大量GABA，以此为契机，它的存在才为人所知。

GABA是一种抑制性神经递质，经证实具有改善大脑功能、降低血压的作用。我们都知道，交感神经活跃会导致血压升高，而GABA可以抑制交感神经的活性，从而抑制引起血管收缩的去甲肾上腺素的分泌，使血压降低。因此，除了杜仲茶，高血压人群也可以试试伽玛茶。

除此之外，如果我们在网络上输入"血压 茶"的关键字进行搜索的话，会出现各种各样具有降血压效果的茶。植物中所含有的成分对人类身体会产生什么样的作用，这一课题尚处于研究阶段，期待会有更多新发现。

葡萄汁、食用醋是可以每天喝的降血压饮品

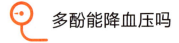

多酚能降血压吗

众所周知，适量饮用红酒对健康有益。**多酚所具有的抗氧化作用可以预防动脉硬化。**那么，使用同样的原料制作而成的葡萄汁是否也具有这样的功效呢？

出于这个疑问，我开始查阅研究资料。在查找到一篇相关的海外论文之后，我决定对其结果进行临床试验。我安排了4组高血压患者定期摄取以下4种饮品及食物，并监测1个星期内血压会如何变化。

①果汁浓度100%的葡萄汁

②果汁浓度10%的葡萄汁

③果汁浓度100%的橙汁

④烤红薯

果汁①~③早、中、晚各一次，每次喝200 mL。④烤红薯是早、中、晚各一次，每次吃200 g左右。

我在这个试验中，除了测试多酚的效果之外，也对钾的效果进行了测试。

我选择的每种食材都有助于排除体内多余的盐分，且富含具有扩张血管作用的钾，我想验证这些食材具体的降血压功效。

　　红薯是富含钾的食物之一，其价格低廉，可谓是最亲民的"高钾食物"。因此我也将其列入了试验对象。

 ## 葡萄汁是降血压饮品

　　试验结果表明，橙汁和烤红薯的降血压效果未得到验证。另外，虽然果汁浓度10％的葡萄汁有些许降血压效果，但在统计误差范围内不存在显著性差异。

　　只有果汁浓度100％的葡萄汁具有明显的降血压效果。虽然血压下降的数值并不算大，但是存在统计学意义上的显著性降低。其让血压下降的原理，在于葡萄中含有的多酚可以作用于血管内壁，促进人体生成一氧化氮。而一氧化氮可以扩张血管，因此达到降低血压的效果。

日常食用的醋也有降血压效果

其实，醋的降血压效果也得到了证实。醋所含的乙酸，能够增加腺苷的分泌量，腺苷可以促进血管扩张，达到降低血压的效果。

相关研究结果表明，64名血压偏高的男女在连续10周每天摄入15 mL食用醋之后，舒张压下降了6.5%，收缩压下降8%。

在听说这个研究结果之后，我在高血压患者的协助下对食用醋的降血压效果进行了验证。我要求患者连续3周每天起床后饮用15 mL食用醋。结果，**与饮用前相比，患者24小时内的平均舒张压下降了4 mmHg。这与将每日盐分摄入量减少4%所能达到的降血压效果相当。**

食用醋种类丰富，有苹果醋、米醋、黑醋及葡萄醋等。从口感来说，我推荐苹果醋，在当中加入少量蜂蜜后口感会更好。因此，我非常推荐大家养成日常"吃醋"的习惯。

06

酱油
摄入过多，
血压上涨

酱油的盐分含量不容忽视

酱油和味噌是日本料理调味的精髓，是非常重要的调味料。大多数日本人在饮食中都很难做到完全不吃酱油。

但是，**酱油的盐分含量非常高**。酱油有很多种类，以具有代表性的酱油为例，15 mL淡口酱油的盐分含量是2.9 g，15 mL浓口酱油的盐分含量是2.6 g[1]。

也就是说，**30 mL酱油的含盐量几乎与日本高血压学会推荐的一日盐分摄入量相当。**

因此，虽然大家在饮食中都离不开酱油，但是摄入过量会导致高血压，损害身体健康，造成得不偿失的结果。这不仅针对日常血压偏高的人，自我感觉健康状态良好的人也要尽量控制酱油的摄入量。

在这一节中，我会介绍最大程度避免过量摄入酱油需要坚

1　以中国的酱油为例，一般来说，每100 mL 酱油中含有10~20 g 盐。但具体含盐量可能因酱油种类、生产工艺、原料质量等因素而有所不同。购买时请注意查看成分表。

决执行的规则，以及在不牺牲口感的前提下巧用酱油的方法。大家不妨试一试。

 ## 减盐时需要遵守的规则

首先，我要列举两件不能做的事情。

①不能喝用酱油调味的汤汁

有人在吃乌冬面、荞麦面或拉面时，会将汤汁一滴不剩地全部喝完。这些汤汁大多用酱油调味，盐分含量非常高。这种行为会严重损害身体健康，请从现在开始停止这样做。我建议就算汤汁味道再好，也只能喝一口，这是铁律。

②不要在菜肴上直接淋酱油

吃煎蛋、炸猪排的配菜或刺身时，很多人喜欢把酱油直接淋在食物上。这也是绝对要禁止的行为。

有些人甚至会直接向盖在米饭上的菜肴淋酱油，如此一来，酱油会全部渗透进米饭之中，吃了这样的米饭，酱油中的盐分会完全被身体吸收。这只会让其他为减盐所做的努力付诸东流。

 ## 最大程度减少酱油摄入的方法

在严格遵守前文所介绍的两大禁止行为的基础上，可以尝试下一个步骤：将淋酱油改为蘸酱油。具体来说，我希望大家**不要直接往菜肴上淋酱油，而是养成将少量酱油倒入小碟子中，用菜肴轻轻蘸着酱油吃的习惯。**

即便是吃海鲜盖饭的时候，也不要直接往海鲜刺身上淋酱油。我比较推荐的吃法是用筷子夹起一块刺身，稍微蘸点碟子里的酱油之后，将整块刺身送入口中，然后立即吃一口米饭。另外，不要把芥末放到酱油里，我推荐直接将芥末放在刺身上。这么做的话，芥末对味蕾的刺激会更强，只蘸一点点酱油就可以让刺身吃起来更美味。当然，如果可以的话，请进一步尝试只在刺身上放一点芥末，不蘸酱油的吃法。

这种吃法除了有减盐效果以外，还有其他好处。比如，用这样一套流程吃每一口，就能**避免狼吞虎咽，有助于养成细嚼慢咽的习惯**。狼吞虎咽是导致肥胖的原因之一，也是非常不利于控制血糖的行为。肥胖和高血糖都会引起血压升高，因此，想要降血压的话，吃饭时就不能狼吞虎咽。

综上所述，建议大家吃饭时不往菜肴上直接淋酱油，尽可能用食材蘸着酱油吃。当然，最好是不蘸酱油直接吃。改变吃酱油的习惯，是降低血压的一大助力！

 ## 巧用便利小物，让减盐更彻底

除了蘸酱油吃的饮食方法，还有能进一步减少酱油食用量的方法，那就是改变装酱油的容器，比如**使用酱油喷壶**。这是一种可反复利用的酱油容器，将酱油倒入其中就可以立即使用。按下容器顶部的按键，能控制喷头喷出0.1 mL的雾状酱油，使用时可以将其对着菜肴喷。

使用这种酱油容器的好处在于能均匀分散酱油，为整个食物增添酱油的滋味。吃饭团时轻轻喷一下，不必让内馅和外包的米饭都蘸满酱油，就能让饭团吃起来更美味。这种酱油喷壶也方便外出携带，在网上很容易买到，价格亲民。

另外，不同款式的酱油容器可以应用于不同场合的减盐对策。有一种**按一下只会滴一滴酱油的按压式酱油壶**，很多回转寿司店使用的就是这种，它的价格同样很便宜，网上采购也很方便。

我建议大家可以在家里同时备着这两种酱油壶，根据需要区分使用。

07

想吃零食

就选能

降血压的巧克力

促进血压下降的"梦幻点心"

众所周知，吃太多甜食对身体不好。但也有说法认为吃甜食能有效缓解疲劳，提高思考能力及注意力。

这两种观点并非绝对矛盾。关键在于糖分的摄取是否适量。糖分摄取过多的确不利于身体健康，但注意摄取方法以及摄取量的话，也能对身体产生正面作用。

在说明其中道理之前，我想先问大家一个问题。

你认为饼干和巧克力，哪个能降血压？

我想大家的回答可能会根据个人喜好的不同而有所差异，但是**如果你急切渴望降低血压，请毫不犹豫地选择黑巧克力。**

你也许听说过"巧克力可以降血压"的说法，这其实并不是谣言或误传。巧克力所含的表儿茶素等多酚确实具有降低血压的功效，也经过了多项研究的证实。因此，巧克力确实具有降低血压的神奇功效。

可可的含量决定巧克力的降血压效果

巧克力中含有的表儿茶素经消化后被小肠吸收，再被输送至血液，渗透至全身血管的内部细胞，增强其活性，从而起到抑制血管炎症、改善血液循环的作用。

绝大多数高血压患者都存在血管炎症和血管变窄的问题，这会引起血液循环不畅，也是导致血压容易升高的原因之一。通过表儿茶素抑制血管内部炎症、改善血液循环，可以达到降低血压的效果。

因此，保持表儿茶素在体内的适当水平，降血压效果就值得期待。

但并非所有巧克力产品都有这般效果。实际上，**只有可可含量超过70%的黑巧克力的降血压效果得到了认可**。因此，请牢记：可可含量低的巧克力并不具备降血压作用。

控制量和次数，避免过量摄入

另外，不能因为吃巧克力对身体好就大量食用。**能让降血压效果最大化的方法是一天之内少量多次吃黑巧克力。**在日本爱知县曾进行过有关巧克力吃法的大规模调查研究，最终得出的结论是：**每天吃25 g黑巧克力，分5次吃，每次吃5 g**，这样的降血压效果最好。

巧克力中的表儿茶素经人体消化后，可以在血液中停留3小时左右。因此，以每隔3小时的频率，即一天5次、一次5 g的方式食用黑巧克力，降血压效果最佳。

之所以建议一次吃5 g，是因为只要达到这个分量就能充分实现降血压效果。

另外，由于巧克力热量高，它也被视为是遭遇灾难等危险情况时珍贵的应急食品。但也正因为它的高热量，过量摄入很容易导致肥胖。因此，适量摄入是达到降血压效果的必要条件。

选购黑巧克力时要仔细查看食品配料表。配料表中的成分

一般都是按照含量从多到少进行排序的。如果列表中排第一的是可可或可可粉，就可以选购。廉价巧克力中含量最多的一般是白砂糖。

此外，高纯度的黑巧克力在过去大多是进口产品，近年来随着巧克力的保健效果逐渐受到关注，国产黑巧克力的品种也变得丰富起来。不论是国产巧克力还是进口巧克力，都需要根据可可的含量判断其有无保健效果。

 ## 另一种具有降血压效果的有效成分

巧克力中具有降血压效果的有效成分不只有表儿茶素。巧克力的原料——可可豆中含有丰富的钾，钾同样具有降血压的功效。

人体内的钾在均衡钠的同时，还能调整血压及细胞膜的浸透压。此外，钾能促进排除体内多余的钠，有助于抑制血压上升。

菠菜、纳豆、羊栖菜、香蕉、牛油果等食物中的钾含量丰富，建议血压偏高的人多吃这些食物。我推荐大家吃巧克力的主要原因就是吃巧克力可以同时摄取表儿茶素和钾。平时喜欢吃饼干、甜点等零食的人，不妨将零食换成黑巧克力吧！

08

想降血压

就吃

鱿鱼、章鱼、纳豆

不可过度相信互联网上的信息

到目前为止，我介绍了花生、葡萄汁、黑巧克力等具有降血压效果的饮食。我诚心建议大家坚持适量摄入这些饮食以达到预防高血压的效果。

但是，这些都只是下酒菜或零食，而非正餐。

对于吃饭时酱油的摄入，我在前文提供了一些建议。接下来我将介绍可以用于正餐烹饪的具有降血压效果的食材。

在介绍推荐食物之前，我想先强调一个注意事项。我们在网上搜索"降血压食物"时，通常会出现各种各样的食物名称，但是我们不能看到某个信息就确信它一定有效。如果仔细阅读就会发现，其中很多信息的来源大多停留在"杂志上是这么写的""电视里某个人这么讲的"，鲜少能阅读到论据充分、确实的文章。

因此，**除了正规的研究机构进行临床试验，其结果通过审核后才能发表在正规医学期刊上的论文之外，都不能轻信。**

有利于降血压的各种成分

公认的具有降血压效果的食物之中，我推荐鱿鱼、章鱼和纳豆这三种。

接下来，我先具体讲解鱿鱼和章鱼这两种食物的降血压功效。

首先，两者都富含牛磺酸。牛磺酸，又称氨基乙磺酸，是一种类似氨基酸的物质，能抑制交感神经兴奋、维持体内代谢平衡。**血压升高时，牛磺酸可以帮助身体恢复到正常状态，降低血压**。另外，牛磺酸能促进胆固醇排出，降低血液中胆固醇的含量，对心脏等身体各部位的功能具有强化作用。除了鱿鱼和章鱼，虾和螃蟹的牛磺酸含量也很丰富。

除了牛磺酸，鱿鱼还富含二十碳五烯酸（EPA）、二十二碳六烯酸（DHA）。这两种营养物质常见于青背鱼中，具有抑制动脉硬化、降低胆固醇等功效，对抑制血压上升也有辅助作用。

而章鱼除了富含牛磺酸之外，维生素E和锌的含量也十分丰富。这两种成分均具有强大的抗氧化能力，可以延缓与高血压相关的身体老化症状。因此，章鱼也是有利于降低血压的理想食物。

 ## 纳豆的有效吃法

纳豆中含有的钾可以促进人体排出多余的钠。它还富含能够降低血液中胆固醇、预防动脉硬化的膳食纤维，以及溶解血栓、降低血液黏稠度的纳豆激酶。

这些成分都具有降低血压的作用，因此，纳豆可以称得上是降血压食物之中的"王者"。而且，其原材料大豆中所含的异黄酮也具有抑制血压上升、降低血液中胆固醇的作用。

在这里我想强调的是，醋可以进一步强化纳豆的降血压效果。由于纳豆调味汁的盐分含量高，建议尽量不要食用，**可以使用醋取而代之。这样一来，既能减盐又可降血压。**只吃纳豆或者只喝醋，都可以降血压。如果同时摄入纳豆和醋，则一举两得，也是时下最受关注的纳豆吃法。

唯一的不足是，纳豆激酶不耐热。很多人喜欢将纳豆盖在热气腾腾的米饭上拌着吃，但我并不推荐这种吃法，这样容易让纳豆激酶失去活性。我建议分开吃纳豆和米饭。

09

午餐

吃荞麦面

不如吃煎牛排

关于荞麦面的健康印象及其真面目

"荞麦面是健康食物，应该积极食用，无论吃多少都不会对身体产生负面影响。""相较于乌冬面，荞麦面更有利于健康。"

如果你也这么认为，那么请你摒弃这些想法。接下来，我将为你揭开荞麦面的真面目。

荞麦面的热量的确较低，荞麦粉中的多酚——芦丁能够预防动脉硬化，因此荞麦面可以算作是一种健康食物。但是，不能将所有的荞麦面一概而论。不同的品质及吃法会影响荞麦面的保健效果。

在日本，用100%荞麦粉制作的荞麦面被称为"十割荞麦"，除此之外，荞麦面还包括混合了面粉的"二八荞麦"（面粉与荞麦粉比例为2∶8）等不同种类，越便宜的荞麦面中的面粉含量越高。

需要注意的是，**用混合面粉制作的荞麦面中，必定含有食盐**。因为食盐可以收敛面筋，使面更加劲道。面粉的比例越高，所需的食盐就越多。

因此，如果想吃荞麦面的话，建议选择极少添加盐分的100%荞麦粉面。

 ## 荞麦调味汁的吃法也会影响健康

吃蒸笼荞麦面或日式冷荞麦面时，注意不要蘸太多蘸面汁，这一点十分重要。蘸面汁中含有很高的盐分，如果吃面时大量蘸取，盐分摄入量会轻易超出一餐的标准。吃乌冬面时同样需要注意这个问题。**尽量不蘸蘸面汁，这是避免血压升高的诀窍**。

想必很多人在吃荞麦面时，喜欢把蘸面汁倒入荞麦面中一起喝掉。这样的行为与喝盐水无异，请不要再这么做了。另外，吃浇汁荞麦面等热荞麦面时，我也不建议大家喝面汤，更不能一饮而尽。

本书第139页介绍了不使用蘸面汁吃荞麦面的无盐食谱。

喜欢吃荞麦面的人不妨试一试。

比荞麦面更适合作为午餐的食物

很多上班族可能会在午餐时选择吃荞麦面，我并非想让大家完全不吃荞麦面，但如前文所述，吃荞麦面可能会在不经意间增加盐分的摄入量。如果可以的话，请为自己挑选一些少盐餐食，丰富午餐的选择。

为此，我推荐午餐吃牛排。

不少人一听到牛排，就会联想到它的高脂肪和高热量，但其实牛肉某些部位的脂肪及热量并不高，200 g牛排的盐分含量也仅为2~4 g。200 g牛肩肉热量大约为2009 kJ；牛腿肉、牛肉刺身或里脊肉，热量则相对更低。

另外，我建议大家吃牛排时，不要蘸含大量盐分的酱汁，最好选用胡椒、柠檬汁等来调味。

比起荞麦面，我更推荐牛排的另一个原因是，牛排的饱腹感更强，吃完会感到精力旺盛。

午餐是下午高效工作的能量之源，能让人精力充沛的午餐才是更好的选择。或许有人觉得吃牛排会给肠胃造成负担，但为了避免血压升高，我还是推荐荞麦面爱好者们午餐吃牛排试一试。

10

谁都能
挑战成功的
一周减盐法

谁都能减盐成功的方法

虽然在这一章的内容中我已经再三强调减盐的重要性，但我也明白，减盐对于大多数人来说都是一件非常困难的事情。不仅患者这么想，就连医生、营养师等处于指导立场的人也有同样的想法。

为什么减盐总是无法顺利进行呢？

简单来说，是因为减盐会让人感觉不愉快。想减盐，人们就不得不坚持做一件令自己感到痛苦的事。

如果用学习来打比方，减盐就像被迫每天备考，采用的是"埋头苦读"的方法，一般人很难做到。就算短时间内能努力拼搏，也无法持续太久。很多人可能只有在考前一周临阵磨枪的时候，才能真正鼓足干劲拼一把。学生时代的我就是如此。不得不说，这种"临时抱佛脚"的学习方法还是有一定效果的，我也靠这个方法提高过成绩。

说到底，迄今为止的减盐法并不是每个人都可以轻松执行的。于是，我开始思考有没有适合更多人的减盐方法。

直到某一天，我的一位患者的无心之言激发了我的灵感，让我想出了任何人都可以成功减盐的好方法！

我的这位患者经营着一家中餐厅，他对我说："渡边医生，我每天都要尝店里做的各种菜肴的味道，到了店铺快打烊的时候，我已经尝不出咸味了。"

就是这句话让我大受启发。这位患者由于已经习惯了重口味，吃清淡的东西就会尝不出味道。那么，能不能反向操作呢？

只要在一定时间内适应了清淡的口味，再吃盐是不是就会觉得太咸了呢？

在这样的假设之下，本节要重点介绍的"一周减盐法"就此诞生了。

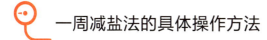 一周减盐法的具体操作方法

这个方法具体来说就是仅在一周内彻底减盐，之后就恢复

正常的饮食生活。可以说这是一种有张有弛的减盐方法。只要能挺过一周的减盐生活，之后就可以畅快吃喝，当作是忍耐许久后的奖励，不用在意盐分了。

但前提是必须战胜一周内几乎不摄入任何盐分的考验。在实际指导过程中，我采用的一日盐分摄入量，既不是日本厚生劳动省提出的1日8 g，也不是日本高血压学会推荐的1日6 g，而是控制在5 g以内，以尽量不摄入盐分的目标安排饮食。

主要的措施有：避免外出就餐，不吃面食，不吃火腿、香肠、鱼干、鱼肉做成的熟食、腌制品等含盐的加工食品。另外，**盐、酱油、酱汁等所有的含盐调味料也一律不使用，**而用醋、胡椒、辣椒、芥末、黄芥末等香辛料代替。

 ## 减盐很痛苦，但时间够短就容易忍受

如果长期坚持每日仅摄入不足5 g盐的生活，那无疑是一件非常痛苦的事。对于习惯了每天摄入10 g，甚至14 g盐的人来说，简直就是地狱般的日子。

但是，将忍受痛苦的时间限制在"仅仅一周"的话，难度就会下降很多。实际上，我身边已经有很多人成功完成了一周挑战。

我在患者的减盐期间，会采集他们的尿样进行检验。通过分析尿样可以推测患者的一日盐分摄入量，详细掌握其饮食生活状况。我会根据数据询问患者盐分摄入量变动的原因，由此得出精准判断，并为其做合适的调整。

 ## 人的神奇之处：不再接受重口味

经历了为期一周的严酷减盐之后，我会让患者恢复到原来的饮食生活。不管是吃海鲜盖饭时淋酱油，还是将拉面的汤汁一饮而尽，我都不再干预。

但奇妙的是，一旦体验过盐分摄入量无限接近于0的饮食生活之后，人们对盐的味觉感受便如同重置一般。曾经习以为常的重口味菜肴如今再尝起来会感觉太咸或太辣。就算我不制止他们，身体也会抗拒。于是，人们便能自发地减少盐分的摄入。

人类是非常奇妙的生物。很多人并不会因为被说很多遍"请减少盐分的摄入"而去减盐，但是身体一旦真实感受到"我之前的确是盐吃多了"的话，就会自发地控制盐分摄入。

像这样，每个月实行一次"一周减盐法"，反复实践，最终就可以改变身体状况，适应少盐的饮食生活，并感到满足。一般来说，经常外出就餐的人，平均一天的盐分摄入量为14 g，而认为餐厅的菜太咸或太辣的人平均一天的盐分摄入量为7 g。 每日盐分摄入量会直接影响我们未来罹患心肌梗死、脑卒中等疾病的风险。

已经被诊断为血压偏高的人，请一定尝试"一周减盐法"。事实上，践行减盐法并成功将血压降下来的患者数不胜数。

本书第4章介绍了完全不使用盐、酱油的"无盐食谱"，请参照此食谱尝试一下为期一周的减盐生活吧。不含盐分的菜肴也可以给你带来不可思议的美味体验！

第 **2** 章

轻松降血压的
8 个好习惯

有利于降血压的生活微习惯

01

上楼梯

很吃力，

先从

下楼梯开始

适度运动，降血压效果更佳，但……

为实现降血压的目标，在践行减盐的饮食生活的同时，坚持每大适度运动，效果会更好。

话虽如此，对于忙碌的现代人来说，想要挤出时间运动并不是一件易事。

很多指导书上会建议高血压患者每天步行30分钟，可是，如何才能挤出这30分钟呢？尤其上班族早上想尽量多睡一会儿，中午要忙着工作，晚上又没有心情和体力出去散步……

其实，**积极使用楼梯就是一个既不需要特别安排时间，又可以轻松活动身体的好办法。**

比如，在地铁站不乘扶梯而选择爬楼梯；在公司，如果办公室分布在不同楼层的话，一天之内多上下几次楼梯。

通勤时不乘电梯，而使用楼梯来锻炼，这种方法即使是没有时间运动的人也可以做到。

可能会对高血压患者产生反效果

然而，爬楼梯这个方法并不适用于所有人。

对于血压正常的人来说，这是很好的运动方式。但**对于已被诊断出血压偏高的人来说，快速上楼梯的行为反而容易增加他们的发病风险。**

不过，慢速上楼梯是一项有利于改善血压问题的有氧运动，无须担心。只有快速上楼梯健康风险较大，需要注意。

研究结果表明，**以每分钟70步的速度上楼梯，3分钟后血压会平均上升80 mmHg，部分人的收缩压会达到210 mmHg。**可见，快速上楼梯会给身体带来不小的负担。

我之所以提到快速上楼梯的危害，是因为人们在匆忙的通勤或繁忙的工作中使用楼梯时，会无意识地加快速度。尤其是听到地铁快发车的铃声时，会更加慌张，步伐也会更快，这会给心肺功能造成很大负担，引起血压升高，容易导致血管受损。

上楼梯本身就会让血压升高，如果再加上"必须得快一点"的心理压力，血压就容易飙升。本来是为了降血压才做的运动，如果运动不恰当反而会引起反效果。

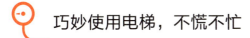

巧妙使用电梯，不慌不忙

对此，我的建议是：**只在下楼的时候走楼梯，上楼的时候请毫不犹豫地选择电梯。**这样就能更好地避免血压快速上升。

上下楼梯的运动效果差别不大，也许你会对此感到惊讶。实际上，上楼梯只比下楼梯多消耗一点点热量而已。

因此，利用楼梯进行运动时，应该果断放弃容易导致血压升高的上楼梯，而仅仅在下楼时选择走楼梯。

下楼梯能锻炼到平常很少使用的肌肉

另外，从锻炼身体的角度来说，上楼梯所使用的肌肉与平常步行使用的肌肉是一样的，但下楼梯用到的肌肉与步行时用到的肌肉并不完全相同。也就是说，下楼时经常走楼梯的话，可以锻炼到平常用不到的肌肉。

不过，下楼梯也存在摔跤受伤的风险，因此，切忌匆忙，最好手扶栏杆，一阶一阶慢慢往下走，同时注意看脚下。

在能力范围内，按照自己的节奏利用楼梯，享受运动，这才是我所提倡的健康生活方式。

平躺睡觉

会导致

血压升高，建议

侧卧

睡眠呼吸暂停综合征易发展为认知障碍

如果你平时吃盐不多，也想不出有什么原因会导致高血压，但是血压偏偏就是高的话，可以考虑是否是由睡眠呼吸暂停综合征[1]导致的。

有研究表明，睡眠呼吸暂停综合征是导致高血压及糖尿病的原因之一。

睡眠呼吸暂停综合征的检查方式很简单，即将传感器夹在手指上，监测睡眠过程中的血氧饱和度。如果血氧饱和度维持在95%，就属正常。如果在监测过程中数值时常低于95%，就会被诊断为睡眠呼吸暂停综合征。

这个疾病的危险之处在于若是独居，晚上没有人睡在身旁，则很难发现这个疾病。如果感觉自己晚上明明睡得很好，但是白天还是犯困的话，可能已经到了很严重的程度。也就是

---

1 专业医学术语为"阻塞性睡眠呼吸暂停低通气综合征"，是一类由睡眠过程中多种原因引起上气道部分或完全塌陷，出现呼吸暂停和低通气现象的疾病。

说，这个疾病会在本人不自知的情况下，出现血压、血糖值都升高的症状。

如果任由高血压、高血糖发展下去，可能会导致同时患有高血压和糖尿病这两大生活方式病。而这会使**罹患心肌梗死、脑卒中及脑梗死等心脑血管疾病，以及认知障碍的风险大增。**

白天过度嗜睡的人需要引起注意

睡眠呼吸暂停综合征是由肥胖、个人体质等原因所引发的疾病，即睡觉时喉咙深处的软腭受重力影响遮住呼吸道，出现呼吸暂停。如果睡觉时打鼾并伴有反复的呼吸暂停，则患睡眠呼吸暂停综合征的可能性较高。

睡眠呼吸暂停综合征的一大特征是白天过度嗜睡。即便睡眠时间很长，但因睡眠不够充分，起床时仍会有强烈的困意。

我最近听说了几起公交车司机疲劳驾驶的新闻，有观点认为睡眠呼吸暂停综合征可能是潜藏在背后的真正原因。

在睡眠期间，人体的副交感神经本应处于活跃状态，但睡眠呼吸暂停综合征的患者呼吸暂停后身体为了再次恢复呼吸，交感神经就会被激活。如此一来，就无法保证充分的睡眠，血压也会上升。**呼吸暂停时长因人而异，一般为1~2分钟，长的话可能会超过3分钟。**这会使心率波动过大，血压升高，导致血管受损，加速动脉硬化，由此发展为高血压，同时还会给肺功能造成极大的负担。

 ## 改变睡觉姿势就能改善症状

改善睡眠呼吸暂停综合征的方法之一，就是睡觉时不仰卧，选择侧卧姿势。我曾以一名睡眠呼吸暂停综合征患者为对象，就睡觉时睡姿与呼吸暂停次数之间的关联性进行过观察。结果发现，采取侧卧姿睡觉时发生呼吸暂停的次数明显较少。

人们仰卧睡觉时，容易出现软腭受重力影响遮住呼吸道的情况。但是，这种情况在侧卧睡觉时会大幅减少。侧卧睡觉不太会发生呼吸暂停，进而就能抑制血压升高。或许有人会说"不仰卧的话，我就睡不着"，但是我建议血压较高的人群还是尝试习惯一下侧卧入睡。

另外，睡眠呼吸暂停综合征与其他严重疾病之间存在着相关性。如果出现不适症状，请务必去医院就诊。符合以下3项中的任意一项，就需要引起注意。

①午间极度困乏

②夜间打鼾严重

③一起睡觉的人发现你睡觉时发生过呼吸暂停

一般来说，重症患者可以使用持续气道正压通气（CPAP）设备进行干预治疗，大多数人都可以因此改善呼吸暂停。总之，面对睡眠呼吸暂停综合征，我们需要"先发制人"。

03

腰带过紧

血压会升高，

腰带宽松

有益于降血压

衣着宽松度与血压之间也有关联

现在不少人都很注重日常穿搭。但是，大家有没有注意到，为了让衣服的上身效果更好，越来越多的服饰采用紧身设计，尤其是腰部。

旧时欧洲的贵族女性为了让她们的腰部显得纤细，会让仆人为她们狠狠勒紧束腰衣，有些人甚至会因此昏迷。在日本，参加成人礼等重大活动时，身穿和服的女性因腰带系得过紧而出现身体不适的情况也屡见不鲜。

确实，通过穿塑形内衣可以打造动人的身体曲线。类似做法不仅限于女性，很多男性平常也会把皮带系得很紧，或者故意穿小一号的牛仔裤；出席商务场合时，还会系领带以保持干练的形象。

但是这些"精致的装扮"其实对身体并不好。**身体过分被勒紧很容易导致血压升高。**

当血压过高、丧失意识的患者被送到医院急诊室时，医生首先做的事情就是解开患者的衣领。这个简单的急救措施就可以立刻让患者的呼吸通畅。呼吸稳定后，血压也会随之下降，甚至可能挽救生命。

因此，担心自己血压升高，就请尽量避免穿紧身服装。

 ## 能宽松就宽松，避免"过山车式血压"

一天之中，最不能让身体被勒紧的时间段是早晨。这是因为晨间身体还没有完全苏醒，自主神经尚处于不稳定的状态。因此，如果这时穿着紧身服饰，血压便容易上升。

最近，血压高峰（Blood Pressure Surge）一词受到大家的关注，它是指在短时间内血压突然升高的现象。这种现象可能发生在早晨起床时，或者在应激、情绪激动、剧烈运动等情况下。有些人平常血压处于正常范围内，但由于某些因素的叠加，血压可能会上升到危险水平。虽然叫法不一，但有证据表明它有可能会增加心脑血管疾病突发的风险，如心脏病发作、脑卒中等。

在日本，"血压高峰"一词以某个电视节目为契机成为流行词语，实际上，我并不认同这个叫法。因为它是从描述晨间血压快速上升的晨峰血压（Morning Blood Pressure Surge）一词演变而来的。"Surge"这个英文单词本义是指波涛汹涌，我认为用它来形容血压忽高忽低的状态并不合适。

在"血压高峰"一词尚未流行的2年前，我在某个电视节目中曾用**"过山车式血压"**来形容血压忽高忽低的状态，我认为这个词更加形象。

为了预防血压忽高忽低，就需要尽可能地排除导致血压升高的因素。比如，除非特殊需要，应尽量避免勒紧身体。虽然穿衣得体、注意仪容是一种礼貌，不修边幅会给人留下不好的印象，但是如果是在不要求穿正装的公司就职的话，那就不必穿紧身的服装或系领带了。

另外，加班、无须见客户或者身边只有同事的时候，也可以解开领带放松一下。有张有弛，才能让身体状态保持平稳。

其实，**日常生活中有很多情况会导致血压忽高忽低。**除了擦地、提重物、搬东西之外，排便、排尿、吃饭等行为也有可能引起血压波动。而这些都是日常生活中必不可少的行为，因此我们只能接受这样的事实，但也没必要过度担心，只要在其他方面保持血压平稳即可。

 ## 用宽松的衣着把血压降下来

有人可能会问"必须要系腰带怎么办呢"，我建议大家试试背带夹。背带夹有很多种类，比如松紧带设计的，背部是Y字形设计的，等等，可以去实体店里试穿后，挑选适合自己的款式。

当大家了解了"身体被勒紧会导致血压上升"这个常识，就能有意识地不再穿戴紧身的服装或饰品，比如摘下过紧的戒指，尽量不戴手表，等等。

有些医生甚至认为，**勒紧身体是一种慢性自杀**。因此，如果条件允许的话，请尝试不系腰带而使用背带夹，选择松紧带设计的衣服，享受宽松舒适的衣着打扮，慢慢把血压降下来。

无氧运动

会令血压升高，

有氧运动

能降血压

虽然都是运动，但本质并不相同

想要强身健体，运动必不可少。运动与血压密切相关，有些运动甚至有降血压的功效。因此，即便再繁忙，也要尽量留出时间活动身体。

然而需要特别注意的是，错误的运动方式有可能适得其反。**运动可以分为无氧运动和有氧运动两类，这两类运动不能一概而论。**

无氧运动是指短距离冲刺跑、举重等短时间高强度的运动。在运动过程中，能量供应不需要氧气参与，消耗的是肌肉的糖原。有氧运动是指骑行、跑步、步行等长时间中低强度的持续运动，在吸氧量充足的状态下就能有效消耗脂肪、活动肌肉，并制造能量。

有氧运动有助于减肥、抑制高血糖及改善高血压。**持续运动到一定时间就会开始消耗脂肪，进而减少导致动脉硬化的"坏胆固醇"及甘油三酯。**

想降血压的话，推荐做有氧运动

有氧运动持续20分钟以上就会开始消耗脂肪。因此，运动请坚持20分钟以上。

我最推荐大家步行，在步行时维持稍快的速度就能有效消耗脂肪、降低血压。比如，上班时多走一站地的路程，或者下班时不坐公交车而走路回家……像这样不用特意为运动留出时间也能锻炼身体。

即便是强度较小的有氧运动，也尽量在饭后1.5小时后再进行。 如果在胃中仍有食物残留的状态下进行运动会影响消化，而且饭后立刻就运动可能会诱发食物依赖运动诱发性过敏反应，导致血压快速下降。因此，很多人吃完饭后立即运动的行为，其实非常危险。

另外，无氧运动是瞬间性的高负荷、高强度运动。血压高的人进行无氧运动容易导致血压急速升高，有导致心脏病发作的风险，甚至会危及生命，因此，原则上血压偏高的人是不能做无氧运动的。

05

迷迭香的香味
会令血压升高，
薰衣草香
有降血压效果

令血压升高和降低的香味

近年来，有一种能够缓解压力的自然疗法备受瞩目，那就是**芳香疗法。**

芳香疗法的概念诞生于1930年左右的法国，当时法国的调香师雷奈摩里斯·加德佛塞将"芳香"和"疗法"二字结合起来，命名了"芳香疗法"一词。

虽然芳香疗法本身属于传统的民间医学，尚未被正规医学全面认可，但是有几种精油的药理作用已经在临床试验中得到了验证，证实其功效并非心理作用。

能够降血压的香味

芳香疗法中，**薰衣草就具有降血压的作用。**

目前已有大量研究结果表明，薰衣草的香味能够调节自主神经功能，从而降低血压。

薰衣草具体是如何降低血压的呢?

薰衣草的香味能够刺激副交感神经,让副交感神经兴奋,这会让人心情放松,血压自然也随之降低。

除了直接嗅闻薰衣草香味之外,敷滴了薰衣草精油的湿毛巾,让精油渗入皮肤同样具有降血压效果。

脑电波检测结果还表明,嗅闻薰衣草的香味可以增加 α 波。α 波是副交感神经处于优势地位,人体处于放松状态时才会释放的脑电波。随着 α 波的增加,血压会下降。

神经元的电生理检查试验发现,薰衣草的香味可以抑制大脑及中枢神经的活动。这也从侧面证明了薰衣草具有刺激副交感神经的作用。

 ## 会使血压升高的香味

相反,也存在令血压升高的香味。

迷迭香就是其中之一。迷迭香精油中50%的成分为樟脑,它会使血压上升。

大家对樟脑本身可能并不熟悉，但一定听说过樟脑丸，它被广泛用于防虫、防蛀、防霉。樟脑可用于制药，医疗上被用作强心药，即刺激虚弱的心脏使其恢复活力，需要在医生指导下服用。

含有樟脑成分的**迷迭香具有一定的刺激性**，因此，早晨起床后血压偏低、身体状态不佳的低血压患者可以尝试嗅吸迷迭香精油，但是要注意长期大量吸入容易诱发血压升高。

另外，樟脑还具有促进血液循环、镇痛的作用。在古代，曾被用于提高记忆力，预防黑死病。

综上所述，尝试芳香疗法时，应该根据自身体质及身体状态来挑选合适的精油。只有学习正确的知识，才能更好地享受芳香疗法带来的功效。

06

服药时间

会影响

降血压效果

药效因人而异

服用哪种降压药、采用什么降血压疗法、什么时候进食才最好，其实这些都是因人而异的。下文我将为大家介绍服用降压药的方法与服用降压药的效果及影响。

大家平时可能多少都会因为某种缘由而服用药物，我想绝大多数人是按照医嘱或说明书上规定的服药方法来服药的。

药物进入体内，被人体吸收，其中的有效成分对我们复杂的生理机制产生一定影响，由此达到预期效果，并最终在肝脏中被代谢。应该何时、如何服用该药物，是根据多次的动物试验或临床试验的结果来决定的。

但是，药效往往因人而异。因人种、性别、体格、体质的不同，药效会千差万别。因此，**对于不同的人，同一种药也可能出现药效很小或者药效太强的情况。**

改变服药时间，血压会受到影响

其实，服药时间也会对药效产生很大的影响。

对于有些人来说，起床后立即服药效果最佳，但对于有些人来说，起床3小时后再服药最有效，而有些人的最佳服用时间则是起床6小时以后。

也就是说，类似饭前、饭后、空腹（一般是饭后2小时）服药这样一概而论的服药时间，并不一定适用于所有人。

我在患者的协助下所做的调查研究结果表明，**服药时间的确会对降血压效果产生一定影响。**

我以1天服用1次的药物为对象，将服药时间分为起床时，起床3小时后、6小时后、9小时后、12小时后、15小时后，睡觉前这7个不同的时间点，对不同药物的药效进行了调查。

结果显示，药效的确因人而异，也因药物而异。也就是说，**对于不同的人来说，服药的最佳时间段也是不一样的。**这同样是我的研究课题之一——**时间营养学。**

基于时间营养学的降血压法

"时间营养学"是指即便吃同样的食物，由于进食时间、进食速度、进食顺序的不同，也会产生不一样的营养效果，这是一门研究"何时吃、吃什么、吃多少以及怎么吃才对身体最好"的科学。

我的一名患者进行了喝食用醋降血压的尝试，他将饮用时间从早餐后改为起床时，血压降低了6 mmHg。

从时间营养学的角度来说，早餐安排减盐餐降血压效果最佳。这是因为晨间会分泌醛固酮，这种激素会令血压升高，并使盐分在体内潴留。如果这时早餐再摄入过多盐分，血压会迅速升高。因此，早晨应该减少盐分的摄入。

近年来，详细分析患者的体质，探索基因与药物代谢相关性的研究盛行。如果这类研究最终能得出一致结论，就可以彻底改变服药方法。一直以来，尽管患者的年龄、性别、体格、病症各有不同，但依然采用的是统一的服药方法。将来或许会有可以实现为患者提供个性化精准用药方案的一天。

这样一来，既可以预防严重的副作用，也能够预测同时服用多种药物可能会引起的问题。

这一研究领域的发展十分值得期待。

07

想降血压

就在周末

睡懒觉

血压总是忽高忽低

不管是平常血压就偏高的人，还是身体健康的人，一天当中的血压都并非固定不变。血压在白天活动时会迎来最高值，在夜间睡眠时则降至低谷。

因此，**睡眠时间长的话，平均血压就相对较低。**当然，这并不是说睡眠时血压一定会低，而是睡眠时间长的话，一整天的平均血压会降下来。

这时可能有人会问："如果一整天都睡觉，血压就会一直保持在偏低状态吗？"实际并非如此，睡眠过度也会对血压造成影响，平均睡眠时间保持在7小时左右最为合适。

建议周末睡懒觉，但不要睡太久

睡眠不足不仅会使整日平均血压升高，起床时的血压也会相对偏高。这是因为身心疲劳得不到有效缓解，血压便无法充分下降。

为了预防这种问题，就需要保证合适的睡眠时长。如果工作日睡眠不足，也可以利用周末睡懒觉来弥补。或许有人会认为周末睡懒觉是一种懒散的表现，但是如果平日很难睡饱觉，那么周末补觉反而有助于维持健康。

如果你的家人或者伴侣对此表示不满，可以告诉他们"这是高血压专家的建议"。当然也可以翻开这一页给他们读一读。

当然，睡眠过度也不可取。维持血压稳定的确需要保证充足的睡眠，但如果睡得太久，比如**睡10~12小时的话，血压反而会上升**。

有研究数据表明，**人的最佳睡眠时长为6~8小时**。如果能保证这一睡眠时长，就有助于维持最佳的健康状态。因此，让我们在日常生活中加强这方面的意识吧。

午休只睡15分钟也是好的

如果周末睡懒觉仍然无法解决睡眠不足的问题，那么可以在午休时间养成睡午觉的习惯。**睡午觉也可以降低血压。**

哪怕只午睡15分钟，也能让人神清气爽地投入到下午的工作中，并提高工作效率。这样还能让大脑思维更活跃，容易迸发灵感。有人可能会认为，仅仅睡15分钟感觉毫无睡眠感。但其实，**和午睡1~2小时相比，15~30分钟的午睡对身体更好。**

因为午睡时间过长会打乱白天与夜间的作息循环，影响夜间睡眠。有研究结果显示，30分钟以内的午睡不仅可以降血压，还有各种各样的好处。

好处之一就是降低心肌梗死、认知障碍的发病风险。研究结果表明，**有午睡习惯的人患认知障碍的风险是没有午睡习惯的人的1/5。**

如果在办公室午睡比较困难，也可以有效利用乘坐地铁、公交、出租车的机会小睡片刻。如果中午就餐的餐厅允许的话，吃完饭后可以在店里打个盹儿。

08

想降血压

就泡

温水澡

浴室也可能成为危险场所

日本每年有超过1.5万人在洗澡过程中死亡。我的患者中就有3个人在这种情况下去世。其实我本人也曾在泡澡时睡着过4次，每次都差点发生危险。因此，浴室是疗愈身心的场所，但同时也有可能成为危险之处。而导致这些状况发生的**危险因素在于高温、泡澡时间过长及温度差**。

很多人感觉泡热水澡很舒服，但是用过热的水泡澡会导致血压快速升高，增加心脑血管疾病的发病风险。

另外，喜欢泡澡的人一般会泡很长时间。而长时间泡热水澡会加快血液循环，引起头部充血，导致眩晕、昏厥，增加摔倒事故的发生概率，非常危险。

第三个危险因素是温度差。温度差很容易引起热休克。**从温度低的房间进入暖和的浴缸，或者是从浴缸出来回到房间，身体都会感受到剧烈的温度差。**

剧烈的温度变化会强烈刺激交感神经，导致血压迅速升高，可能引起心脑血管疾病发作。

同理，洗完澡后立刻吹风扇也会导致血压快速升高，使心脏血管收缩进而增加心肌梗死的发病风险。因此，洗完澡后要避免让身体受凉。

但是，只要能规避以上种种风险，泡澡就可以成为降低血压的绝佳方法。只要以不给身体增加负担的温度泡澡，放松身心、消除疲劳，让副交感神经处于优势地位，血压就会随之下降。

 ## 有效降低血压的洗澡法

虽然热爱泡热水澡的人可能不愿相信，但是39~40℃的温水才是泡澡的最佳温度。

如果想泡得时间久一点，我推荐采用对身体压力较小的半身浴。半身浴是指只有下半身泡在水中，上半身露在外面的泡澡法。这种方式对身体负担小，适合血压较高的人。

预防热休克最重要的是不要让身体感受到温度差。比较理想的做法是，天气寒冷时，在室内放置取暖器，洗澡前先打开花洒以提高浴室的温度；进浴缸前，先往身上浇热水，让身体适应水温。需要注意的是，浇热水时不应直接从肩头往下浇，而应先冲脚，再慢慢往身上浇水。进浴缸时也要先把脚放进去，慢慢适应水温，而不是整个人直接浸洗澡缸中。

泡澡前后必须要做的事情

出浴缸时，不要太快起身，应慢慢站起来。这样可以避免头晕眼花及血压的剧烈波动。泡澡出汗后，身体水分会减少，血液浓稠度变高，血管容易堵塞。这也是蒸桑拿有诱发脑梗死风险的原因之一。

因此，为避免泡澡增加脑梗死的发病风险，泡澡前后必须要喝水。**只要养成泡澡前后各喝一杯水的好习惯，就有助于避免泡澡后血管堵塞引发的心脑血管疾病。**不管是否口渴，都要持续为身体补水。

第 3 章

要注意！
不为人知的让血压
上升的 5 大日常行为

---

30 年 24 小时不间断测量血压

才发现的日常生活中

会导致血压上升的行为

01

蒸桑拿与

泡澡交替进行

很危险

蒸完桑拿再去泡澡，后果可能很严重

对于桑拿爱好者，有些话我不得不明说，那就是：高血压或者心脏病患者，**请不要蒸桑拿，这是风险很高的行为。**

目前，大多数的温泉或水疗场所都会配备桑拿房。有些人觉得出一身汗有利于健康，因此会经常蒸桑拿。但是，如果蒸桑拿方法不当，会对身体产生负面影响。

但是相比直接蒸桑拿，更为危险的是蒸完桑拿后泡澡。

大部分水疗场所为了让客人蒸完桑拿后身体能快速冷却下来，都会在桑拿房里配备泡澡池。桑拿爱好者们非常喜欢从桑拿房出来后直接泡澡，泡一会儿后再回桑拿房。

但是，这种行为本质上就是在人为地制造我在上一章提到的温度差，容易引发身体热休克。

蒸桑拿后血管由于高温处于扩张状态，如果迅速降温，血管会急速收缩，导致血压飙升。**夏天洗完澡后吹风扇或站在空调的出风口来冷却身体的行为也是不可取的。**

另外，我也不推荐大家在蒸完桑拿后立即喝大量的冰镇饮料。这也会导致身体迅速降温。建议大家喝常温水即可。

 ## 有关蒸桑拿与血压的试验结果

我在美国留学期间，和友人旅行的途中做过一个调查蒸桑拿之后血压会升高多少的试验。

我当时住在一家位于苏必利尔湖畔的酒店，那里是坐拥秀丽自然风光的度假胜地。酒店的桑拿房设在别处，必须要走一段路才能到达。当时气温有点低，蒸桑拿前后需要忍受在室外走路时的寒冷。不用说，这种环境很容易引起热休克。而且当时又听闻那一带有野狼和野熊出没，导致我们都有点紧张，走路的时候甚至能感觉到血压在升高。

我们在桑拿房待了20~30分钟，其中一部分时间是在测量血压的变化。从桑拿房出来后，我们都感觉心跳加快，出现不适感。

实际测量血压后发现，收缩压超过了150 mmHg。心跳也

超过了1分钟150次，和剧烈运动时的数值相似。也就是说，蒸桑拿给身体造成的负担与体育锻炼相当。

享受桑拿必须要遵守的注意事项

从我的经历就可以了解到，要享受桑拿，就必须避免温度差，同时不能蒸太久让身体过热。另外，也绝对不能忘记及时补充水分。具体而言，**60℃的桑拿房最多只能待15分钟，不要为了让身体冷却而去泡澡。蒸桑拿前后都要喝1杯水。**

年轻人一般拥有强韧且柔软的血管，可以更好地应对这样的刺激。但血管脆弱的中老年人，或者是患有糖尿病、高血压的人，蒸完桑拿再泡澡的危险系数是极高的。

如果朋友邀约去泡温泉，以"不太喜欢"等理由委婉拒绝即可。如果是陪同别人，可能无法按照自己的意愿结束，但一定要有意识地注意不要泡太久。

02

深呼吸的
降血压效果
较为短暂，
会迅速反弹

深呼吸可以降血压

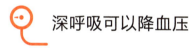

在医院测量血压时，数值有时会偏高。这是测量时感受到了压力或者过于紧张所致。有些人一去医院就会心慌害怕；还有人在距离医院两站路的时候就已经开始心跳加速了，等到了医院门口虽然强装镇定，但一进诊室就会忍不住说："医生，我太紧张了，心都提到了嗓子眼"；甚至有不少人只是看到医生穿的白大褂，血压就会升高20 mmHg。

面对这样的患者，医生或者护士一般会说："请先深呼吸几次再重新测量血压。"

重复做几次深呼吸，可以缓解紧张情绪，让处于兴奋状态的交感神经得到抑制，起到降低血压的效果。血压就是如此容易波动。等血压降下来后再进行测量，才有可能测出真实的血压水平。

曾经有患者问我："**既然深呼吸这么有效，那么一直深呼吸是不是就不需要吃降压药了？**"事实并非如此，深呼吸所带来的降血压效果是非常短暂的。

深呼吸不过是为了测量到真实的血压数值而采取的应急措施。而且一边深呼吸一边考虑事情，血压也会再次升高。因此，为了达到降压效果，深呼吸时需要摒除杂念，慢慢吐气。

 ## 收缩压从190 mmHg降至130 mmHg

曾经有一名收缩压190 mmHg的患者来我这里就诊。他的血压实在是太高了，我让他做几次深呼吸之后再重新测量。这样重复到第15次的时候，收缩压降到了130 mmHg。

面对这种情况，我也会生出这样的想法：血压降这么快的话，也许不需要给他开药了。但是，在我们连续24小时监测这名患者的血压之后发现，他的血压几乎没有降下来过。

也就是说，就算当下重复深呼吸让血压下降了一些，但几分钟后就会恢复到原来的数值。测量血压的目的在于推测患者日常的血压水平。即便测量出一瞬间的低数值，那也不过是偏离真实状况的假象而已。

不要轻信"降血压按摩法"

　　我希望大家对宣称可以降低血压的按摩法保持警惕。如果这种按摩还强调"一边做深呼吸，一边按摩"的话，那就有充分的理由质疑它的有效性。其中的缘由想必大家已经明白了，因为**就算不按摩，仅靠深呼吸也可以让血压降下来**。因此，就算按摩真的有降低血压的效果，如果配合深呼吸一起做，就无法分辨到底是哪一种方法在起作用。**如果按摩确实有效，那么即使不做深呼吸，也应该能使血压降低。**

　　如果有人对此好奇想一探究竟，且正好家里有血压计的话，不妨来做一个试验。

　　在不做深呼吸的情况下，尝试降血压按摩法。反复测量"按摩前/按摩后"的血压数值之后再进行比对，如果在误差允许范围内确实有降血压效果，那么说明这种按摩法是真实可信的。但事实上，就算有效，也只是一时的，其长期效果并不值得期待。

　　本书第154页介绍的按压合谷穴，相较于深呼吸，降血压

效果会更持久一些。如果能找到类似穴位进行按摩的话，血压情况较稳定的人也许可以不再依赖降压药。

对于患者来说，不使用降压药，只通过减盐、运动及改变生活习惯达到降血压的目的是最理想的。因此，请把寻找对自己有效的降血压穴位当作让身体更健康的事情来做吧。

03

憋着
不上厕所会
导致血压
异常变动

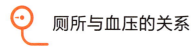

厕所与血压的关系

人只要活着就必须排泄。但需要注意的是，**我们每天使用的厕所也是血压容易发生波动的场所。**

首先，用力排便时血压会升高。因此，有便秘问题的人血压容易升高。那么，腹泻的时候就不用担心血压问题了吗？事实并非如此。腹部疼痛会增加身体负担，这也会导致血压升高。

因此，排便顺畅对稳定血压和保持身体健康都非常重要。

我本人及协助我试验的患者亲身验证了排便与血压变动密切相关的事实。

我曾经在腹泻、软便、正常排便、便秘等各种情况下，做过有关排便与血压的调查。结果表明，**不论是便秘还是腹泻，血压都会升高。排便正常时，血压最为稳定。**

也就是说，为了避免如厕引起血压问题，注重日常调理，让身体处于排便通畅的状态尤为重要。

需要特别注意的是便秘。对于常人来说便秘或许不算一个大问题，但对高血压患者而言，便秘可能会提高危险疾病发作的风险。如果厕所是蹲便的话，危险程度会更高，因为下蹲的动作本身就会引起血压上升，可能导致发病风险进一步增加。

我建议大家平常喝一些乳酸菌饮品或者酸奶来调节肠道环境，避免发生便秘或腹泻。

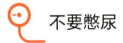 ## 不要憋尿

憋尿也会导致血压升高。

我有一次在外喝完啤酒坐地铁回家，途中一直憋尿，憋了好久，在冲到地铁站厕所的那一刻，突然冒出一个想法：对了，看一下现在的血压吧！

于是，我看了一眼血压计，发现血压远高出平常的数值，收缩压达到了175 mmHg。

上完厕所后我又重新看了一下血压计，发现收缩压降到了125 mmHg。**只是在乘坐地铁的时候憋尿，收缩压居然升高了**

50 mmHg。

排尿导致血压快速升高，有时甚至会丧失意识，这种现象在医学上被称为排尿性晕厥，晕厥后摔倒可能导致重伤，需要多加防范。我的患者中就有排尿时晕厥，不幸损伤颈椎的案例。

同样，憋便也会导致血压升高。

总而言之，我们要在生活中经常这样提醒自己：不能憋尿、憋便。

男性站立排尿也是血压升高的原因之一。站立的姿势会让交感神经处于兴奋状态，排尿时腹压增加，血压就会快速上升。

而男性使用坐便器排尿，相较于站立状态，可以避免交感神经处于紧张状态，血压升高的情况就能得到很大程度的缓解。

虽然我不知道有多少人了解这个事实，但最近在家使用坐便器排尿的男性似乎有所增加。

尽量提高卫生间室温或加热马桶座

不仅排尿排便会导致血压升高，卫生间的室温过低也会引起血压升高。

与泡澡的原因相同，导致血压升高的元凶是温度差。**尤其是寒冷的冬季，起居室和卫生间的温差可能较大，容易发生热休克。**

我建议大家在卫生间安装取暖设备，减少与起居室的温差，这是寒冷季节预防血压升高的小窍门之一。

另外，**在冬季，仅仅是臀部触碰到冰冷的马桶圈也会导致血压升高。**

如果家里使用的是可加热的智能马桶盖，请将其设置为持续加热的状态。如果不是可加热的智能马桶盖，建议使用马桶圈垫。只不坐在冰凉的马桶圈上这一点，就能在很大程度上降低血压升高的风险。

04

压力是

隐藏于日常生活中

最凶猛的

高血压诱因

压力是正常反应，但不要过度积累

尽量不要让压力积累，这自不必说。压力是导致高血压的因素之一，忍耐讨厌的事情或者心情烦躁时，血压会升高，给身体造成非常大的负担。

如前文所述，由交感神经和副交感神经组成的自主神经系统负责调控血压。交感神经活跃时，末梢血管收缩，心跳加快，从心脏输出的血液量增加，进而引起血压升高。

动物遇到危险时，交感神经都会处于活跃状态，脚底会出汗，同时血压升高、心跳加快，身体启动准备随时战斗或逃跑的应急状态。

这是动物为了生存而做出的自然反应。对于生物来讲，这是极为正常的。人类在感受到压力时，交感神经同样也会处于活跃状态，从而引起血压升高。

话虽如此，如果每次感受到压力都做出激烈反应的话，就会给身体带来负面影响。因此，我们要尽可能地保持情绪稳定，及时纾解压力，以防止血压升高。

我生气时收缩压超过了200 mmHg

虽然现在的我性格比较随和，但年轻时也做过控制不住怒火拍桌子的事情。

以前发生过这样一件事：医院的工作人员在患者病历上粘贴了非患者本人的检查内容，而且如此大的失误是由一名来就诊的患者发现的。

那个时候，患者的检查结果是由病案室的工作人员负责粘贴的。我知道此事后大为震惊，立刻对病历进行了核对，发现其他地方也贴错了。如果因此发生医疗事故，后果不堪设想。于是，我当即暂停诊疗，前往病案室对负责人大发雷霆，甚至当场怒拍桌子。

"为什么会犯这样的错误？难道你们不知道这是人命关天的事情吗？"

那可能是我有生以来发过的最大的火。我当即就想到"我的血压没事吧"，于是立刻查看血压计，发现收缩压竟然超过了200 mmHg！

如果血压偶尔因为压力大超过200 mmHg，那问题不算大。但是，如果这种情况发生得过于频繁或者血压一直处于高位不降，就很危险了，需要想办法缓解压力。

 ## 看体育比赛也会导致血压升高

某研究以容易患心肌梗死等心脏疾病的人群为对象，对他们的性格进行调查，调查结果发现这类人竞争意识和好胜心较强，经常有强烈的时间紧迫感。

这些特征常出现在工作效率高、对自己要求严格的人身上。因此，这样性格的人要更加注意自己的血压和心脏问题。

另外，还有一件事也需要引起大家的重视，那就是观看体育比赛。

足球、棒球、网球、橄榄球、拳击……很多人热衷于观看这类紧张刺激的体育赛事。**血压较高的人偶尔观看体育赛事完全没有问题。可一旦沉迷其中，血压就容易进一步升高。因**

此，我建议大家即便在给钟爱的队伍加油助威时也要有所节制。过于兴奋导致血压升高的话，可能会诱发脑卒中，一定要小心。

豪饮冷饮

会导致

血压升高，危及心脏

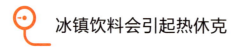

冰镇饮料会引起热休克

本节是爱喝酒，尤其是爱喝冰镇啤酒的人必读的部分！

前文提到热休克会导致血压忽高忽低。实际上，除了外界的寒气之外，其他的因素也会引起热休克。

身体很热的时候喝冰镇饮料就是引起热休克的另一大原因。

而且，这不是皮肤感受到的温度差，而是身体内部直接感受到的温度差，因此，更容易对身体造成损伤。

由于食管靠近心脏，冰镇饮料流入食管内时就像是在冷却心脏。

天气炎热时血管扩张，血压会随之有所下降。但是喝了冰镇饮料后，末梢血管感受到凉意就会收缩，导致血压升高。有一年夏天，我只是吃了一碗绵绵冰，收缩压就从125 mmHg升高到了140 mmHg。

炎炎夏日喝冰啤，还请三思

我的一位上司曾经在喝完一大杯生啤后突发胸口剧痛，去医院诊断为**大口喝冰啤酒诱发的心绞痛**。所幸没有危及性命，但他至今回忆起来仍心有余悸。

炎炎夏日，猛喝几口冰镇啤酒，那种沁人心脾的感觉妙不可言。但有时这些再寻常不过的举动背后往往潜伏着非常大的健康风险。

因此，**大家在炎热夏季的露天酒馆喝冰镇啤酒时，要格外小心**。

除了啤酒之外，豪饮冰镇果汁、奶茶、汽水等饮料时同样也要谨防热休克。

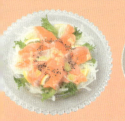
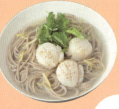
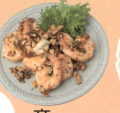
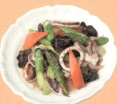

第 **4** 章

美味无盐
食谱

帮你轻松坚持减盐生活！

【计量单位】1小勺= 5 mL 、1大勺= 15 mL 、1杯=
200 mL，均为量勺、量杯装满后的测量结果。

【微波炉的加热时间】以600 W功率的加热时间为参
考。功率为500 W的话，请将加热时间延长至1.2倍。
（加热时间可能因机型不同而有所差异）

※食谱均注重"无盐"。若对胆固醇、甘油三酯及血糖
值等情况感到担忧，请提前咨询医生。

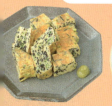
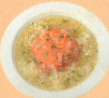
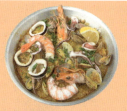
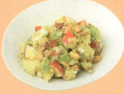

香辣鱿鱼爆炒蔬菜套餐

下饭的香辣鱿鱼爆炒蔬菜，搭配豆腐扇贝酸辣汤，
让你一饱口福。

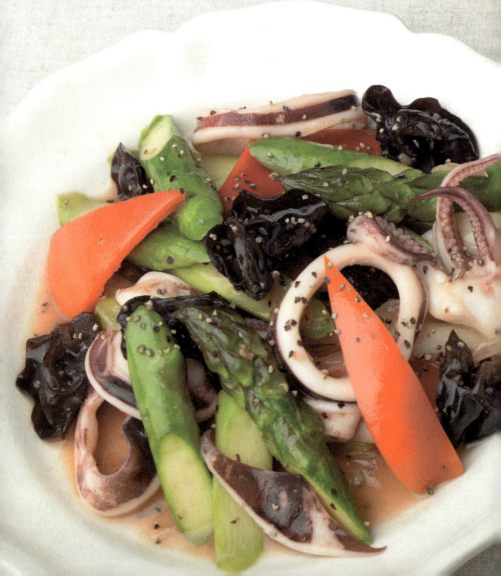

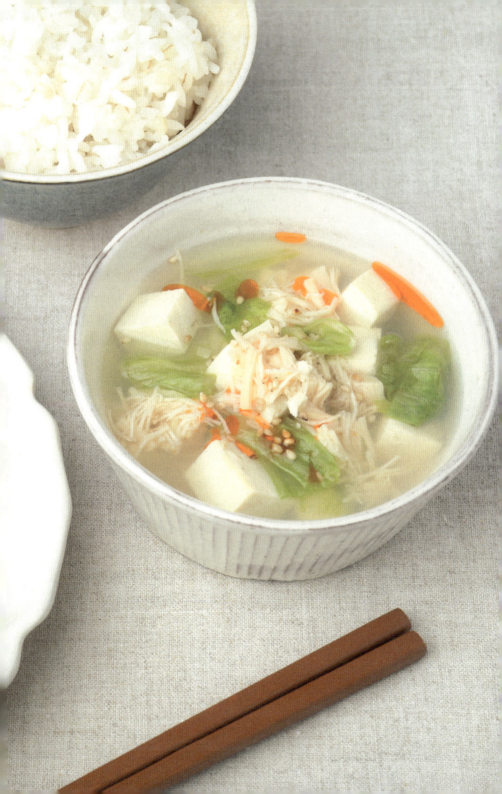

香辣鱿鱼爆炒蔬菜

味道香辣浓郁，享受美味的同时有效摄取牛磺酸、DHA、EPA等营养素。

盐分
0.3 g

食材（2人份）

干木耳……2 g
鱿鱼……150 g
芦笋……数根
彩椒……1/3个
大葱……1/3根
大蒜……1瓣
生姜……1块
色拉油……1小勺
A｜黑胡椒粗粒……1/4小勺
　｜淀粉……1小勺
　｜水……6大勺
　｜料酒……2大勺
　｜芝麻油……1小勺

做法

①用温水泡发干木耳。沥干水分后去除根部，切成适口大小备用。将鱿鱼切成1 cm宽的圆环。去掉芦笋皮，并斜切成3 cm长的段。彩椒切成块，大葱斜切成薄片，大蒜切成碎粒，生姜切成丝。混合酱汁A备用。

②在平底锅中倒入色拉油，放入大蒜、生姜，开火翻炒至出香味后放入大葱，继续翻炒。

③待大葱变软后，放入彩椒、芦笋，翻炒均匀后关火。然后边搅拌边倒入酱汁A，开火煮沸。

④倒入鱿鱼及木耳，翻炒至水分收干。待鱿鱼熟后关火，最后淋上芝麻油。

用淀粉勾芡可以锁住黑胡椒的辛辣风味以及食材的鲜味，让菜肴变得非常下饭。

豆腐扇贝酸辣汤

扇贝罐头连汤带肉一起用，鲜味更浓郁。

盐分
0.4 g

食材（2人份）

北豆腐……100 g
生菜……2大片
生姜……1块
扇贝罐头（小）……1个
料酒……2大勺
水……3/2杯
胡椒粉……少许
白芝麻、辣油、醋……适量

做法

①将豆腐切成适口的小块。生姜切成丝。生菜切成 2 cm宽的细条。

②在锅中放入豆腐、生姜、扇贝肉和汤汁、料酒、水及胡椒粉，开火加热。待煮沸后去除浮沫。

③关火，放入生菜进行搅拌。

④待生菜变软后装盘，撒上白芝麻，并淋上辣油和醋。

最后淋上醋和辣油，可以丰富口感。

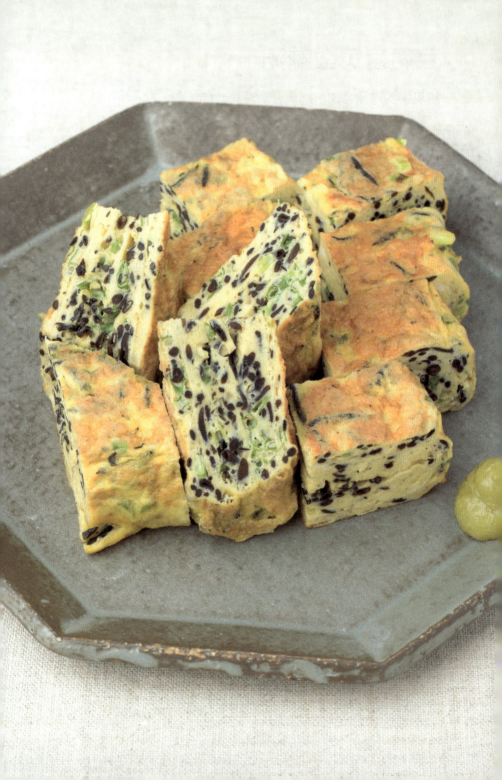

葱花羊栖菜玉子烧

吃羊栖菜有助于补充钾，不使用盐和酱油也依然美味十足。

盐分
0.4 g

食材（2人份）

小葱……5根
羊栖菜……4大勺
鸡蛋……3个
水……2大勺
生姜（擦成泥）……1块
芝麻油、芥末……适量

※若使用干羊栖菜，用量为1/2大勺。将其倒入热水中，覆上保鲜膜，闷8分钟左右，沥干水分后即可使用。

做法

①将小葱切成葱花。将鸡蛋打散，在鸡蛋液中放入葱花、羊栖菜、水及生姜泥，搅拌均匀后备用。

②在煎锅中倒入芝麻油，开火加热后倒入一半鸡蛋液，转动锅使蛋液铺满锅底。

③待鸡蛋达到半熟状态后，由远及近将蛋皮卷起。剩余的蛋液分两次倒入，重复翻卷的动作，制成玉子烧。

④将玉子烧切成适口大小。可以蘸着芥末吃。

充分享受葱花和羊栖菜的香味吧。也可以将芥末先混入蛋液中再煎制玉子烧。

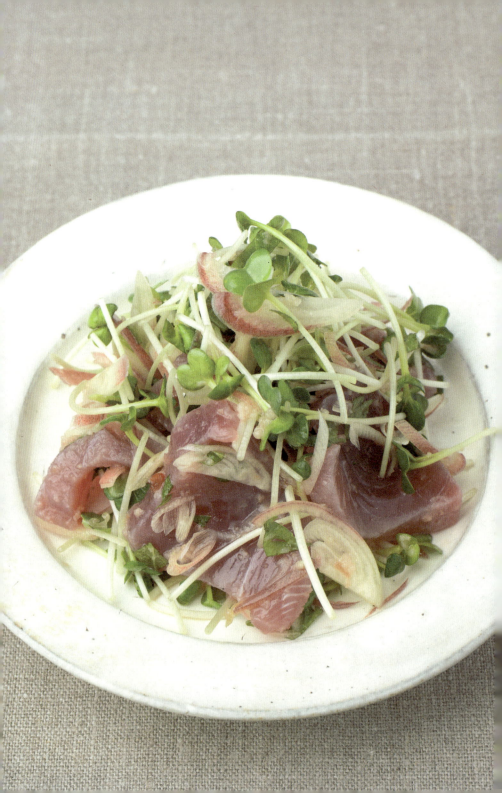

香拌鲣鱼

鲣鱼拌着充足的佐料一起吃，不使用酱油也依然美味。

盐分
0.1 g

食材（2人份）

鲣鱼（刺身用）……100 g

阳荷……2个

萝卜苗……40 g

A 白醋……2小勺

大蒜泥、生姜泥……各1/2小勺

花椒粉……少许

做法

①将鲣鱼切成1 cm厚的片。阳荷对半切，再斜切成细丝。萝卜苗对半切段。

②在碗中倒入酱汁A，搅拌均匀，与①混合后装盘即可。

淋少许醋可以提鲜。使用竹荚鱼、沙丁鱼等味道浓重的鱼也可以。

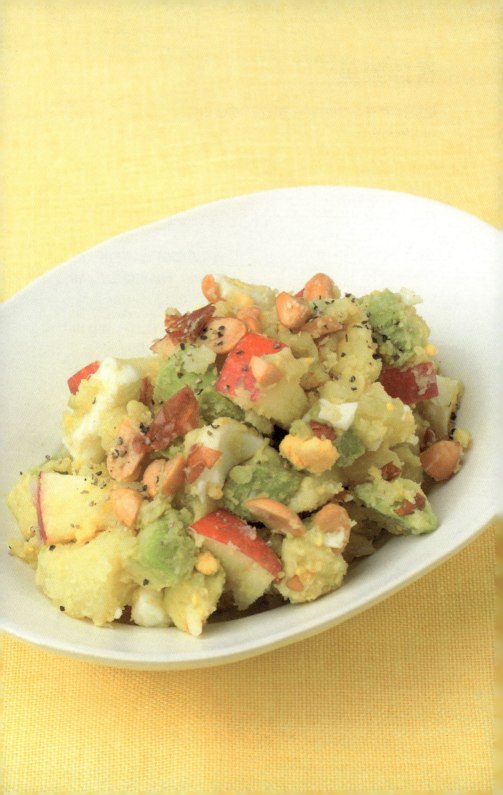

牛油果鸡蛋土豆沙拉

吃牛油果能补充钾，吃花生能摄取多酚。

盐分
0.4 g

食材（2人份）

土豆……2个
牛油果……1/2个
水煮蛋……1个
苹果……1/4个
芥末……1/2大勺
柠檬汁……1小勺
花生……12粒
胡椒碎粒……少许

做法

①将土豆去皮洗净，装入保鲜盒后放入微波炉中加热4分钟。翻面再加热4分钟。

②将牛油果切成适口的小块，水煮蛋捣碎，苹果切成小块。花生切成碎粒。芥末与柠檬汁搅拌均匀后备用。

③在碗中放入土豆，用叉子将其压碎，倒入芥末和柠檬汁，搅拌均匀后备用。

④将所有食材倒入碗中，搅拌均匀。装盘后撒上胡椒碎粒。

鸡蛋浓郁的味道配上苹果的甘甜、花生清脆的口感，即使不加盐也十分美味。芥末的辛辣芳香让这道菜的风味更加丰富。

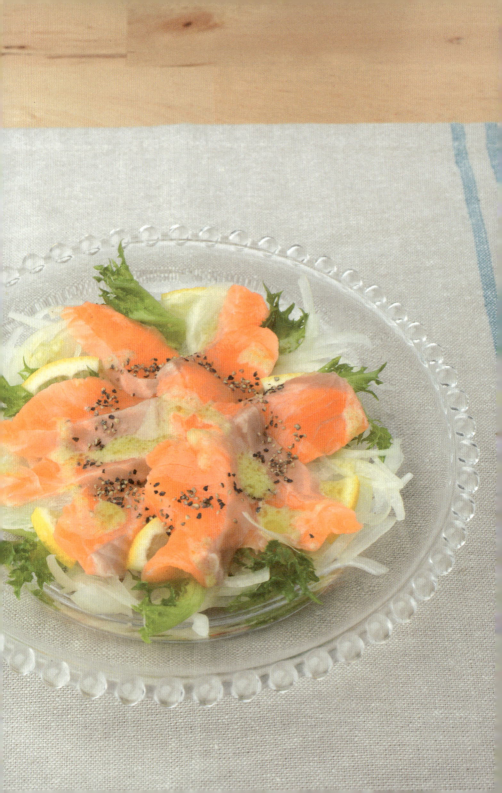

柠香芥末三文鱼沙拉

具有抗氧化作用的洋葱和三文鱼，搭配西式柠香芥末酱汁，十分美味。

盐分
0.2 g

食材（2人份）

洋葱……1/2个
白醋……2小勺
三文鱼（刺身用）……100 g
柠檬……1/8个
生菜……适量
A │ 芥末……1小勺
　│ 柠檬汁、橄榄油……各1大勺
　│ 白砂糖……1/2小勺
胡椒碎粒……适量

做法

①将洋葱切成丝，用醋浸泡，抓匀后腌制5分钟，待变软后用水快速冲洗一下，然后沥干水分备用。

②将三文鱼切成薄片，柠檬切成扇形片。生菜撕碎即可。

③盘中按顺序依次铺上洋葱、生菜、三文鱼、柠檬片。然后将搅拌好的酱汁A均匀地淋在上面，最后撒上胡椒碎粒。

芥末和柠檬的香气能中和三文鱼的油腻感，让口感更清爽。推荐用三文鱼卷着洋葱丝一起吃。

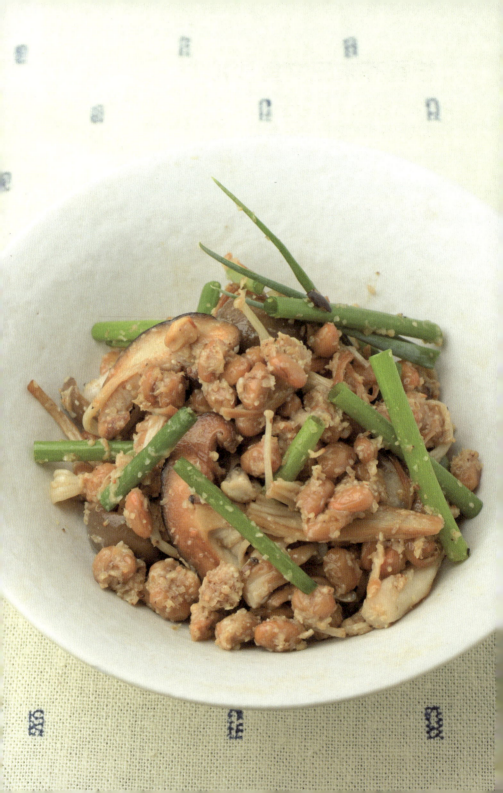

纳豆拌烤菌菇

富含钾的纳豆，拌上香醇的芝麻粉及香菇。

盐分
0.1 g

食材（2人份）

纳豆……1盒
菌菇类……100 g
小葱……3根
料酒……2小勺
芝麻油……1小勺
A | 白醋……2小勺
芥末……1/2小勺（盒装纳豆
附赠的芥末也可以）
生姜泥……1/2小勺
芝麻粉……2大勺

※菌菇类使用的是金针菇、香菇、蟹味菇。香菇建议切成便于和纳豆进行搅拌的薄片。

做法

①菌菇切掉根部后，切成适口大小，倒入料酒，并搅拌均匀。小葱切成3 cm长的小段。

②在平底锅中倒入芝麻油，放入①中的菌菇，待炒至变色后，关火。

③在碗中倒入酱汁A和纳豆，充分搅拌。然后倒入小葱和炒好的菌菇，搅拌均匀后装盘。

这道菜的特色在于用芝麻油炒制的菌菇香味及口感十分丰富。即使不蘸酱汁，纳豆吃起来也很美味。

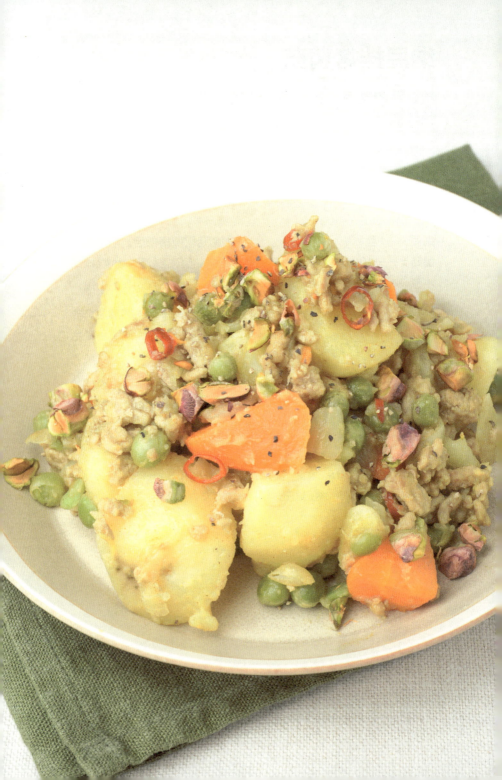

香辣土豆烧肉

不使用盐，享受咖喱粉、孜然粉以及蔬菜本身的风味。

盐分
0.4 g

食材（2人份）

土豆……2大个
胡萝卜……1/2根
洋葱……1/2个
生姜……1块
色拉油……1小勺
猪肉末……100 g
辣椒圈……适量
水……3/2杯
白葡萄酒……2大勺
A｜咖喱粉……2小勺
　｜白醋……1大勺
　｜孜然粉……1/3小勺
　｜白砂糖……1小勺
　｜青豌豆……50 g
　｜开心果……10粒
　｜胡椒碎粒……少许

做法

①将土豆去皮，切成大小适口的滚刀块，用水冲洗。胡萝卜切块，洋葱切碎，生姜切碎。

②在锅中倒入色拉油，放入生姜及辣椒，炒出香味后放入洋葱，翻炒至半透明。

③放入猪肉末翻炒，待变色后放入土豆、胡萝卜、水、白葡萄酒，煮沸后去除浮沫。

④在锅中倒入酱汁A，盖上盖子，用中小火煮约10分钟。土豆煮至可以被筷子戳烂的程度后，取下盖子，加入青豌豆，改中大火，煮至水分收干。

⑤装盘，撒上去壳压碎的开心果及胡椒碎粒。

短时间内可以入味的肉末，配上口感软绵的土豆，香辣风味更突出。也可以只使用咖喱粉。

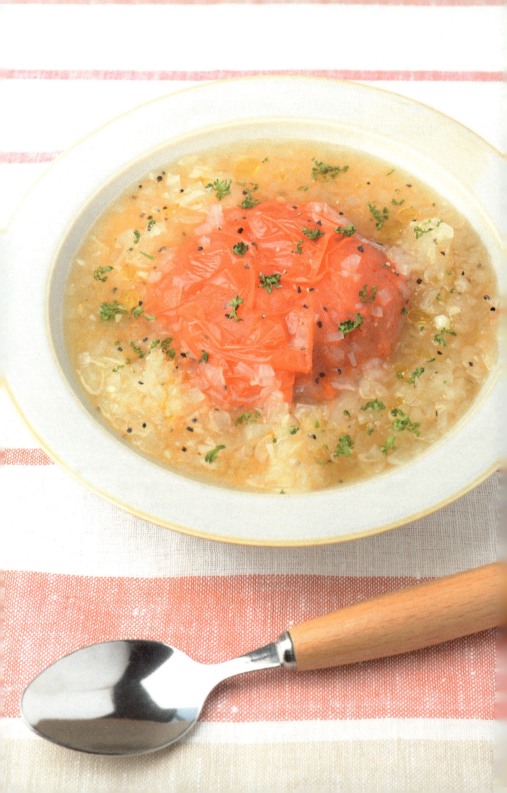

整颗西红柿汤

将西红柿捣碎，享用"可以吃的汤"。

盐分
0.3 g

食材（2人份）

西红柿……1个
洋葱……1个
橄榄油……2小勺
A 芥末籽酱……2小勺
　水……5/3杯
　白葡萄酒……1/3杯
　胡椒碎粒、欧芹……适量

做法

①将西红柿去蒂。洋葱切成碎粒。

②在锅中倒入橄榄油，开火加热后加入洋葱翻炒。

③待洋葱炒至半透明状后，将西红柿根蒂部朝下放入锅中。

④倒入酱汁A，盖上盖子，开中火焖煮20~30分钟（待煮出水分，西红柿变软即可）。

⑤装盘，撒上欧芹及胡椒碎粒即可。

将西红柿、白葡萄酒、芥末籽酱及大量洋葱一起焖煮，能够突显西红柿的香甜，是一道"可以吃的汤"。

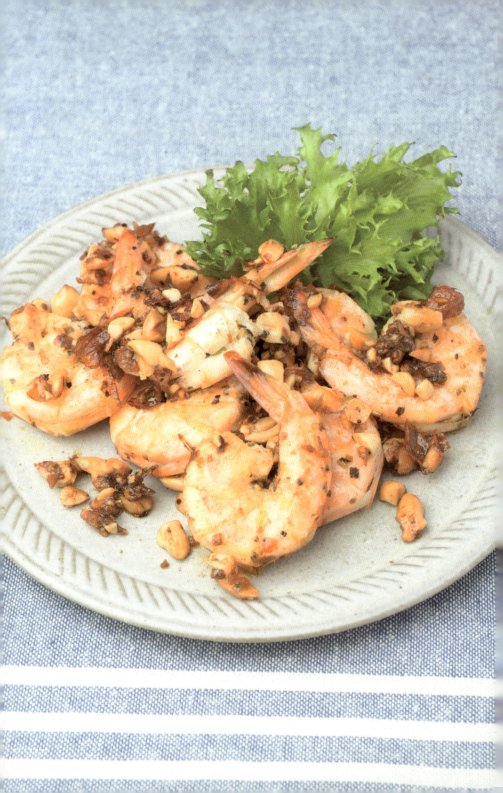

蒜香脆皮虾

虾具有一定的降血压效果，搭配花生，
就能成为一道香辣美味的佳肴。

盐分
0.3 g

食材（2人份）

大虾……8只
白葡萄酒……1大勺
大蒜泥……1/2小勺
大蒜……2瓣
花生……12粒
面粉……1小勺
橄榄油……1大勺
辣椒圈……适量
干香草（罗勒、牛至等，根据喜
好选择）……1/2小勺
生菜……适量

※推荐使用虾壳较软的对虾。

做法

①将虾去头，背部划一刀（若
虾壳较硬，可以用剪刀）。用
水冲洗干净，去除虾线。擦干
水后倒入白葡萄酒腌制片刻。
大蒜和花生切成粗粒备用。

②在平底锅中倒入橄榄油，放
入大蒜、花生、辣椒圈翻炒。
待炒出香味后放入裹了面粉的
虾，继续翻炒。

③等虾炒熟后，放入干香草，
搅拌均匀后装盘。

大蒜、香草，再点缀上花生，可以让你在这道菜中享受
到丰富的口感。炒过的花生和大蒜也可以吃。

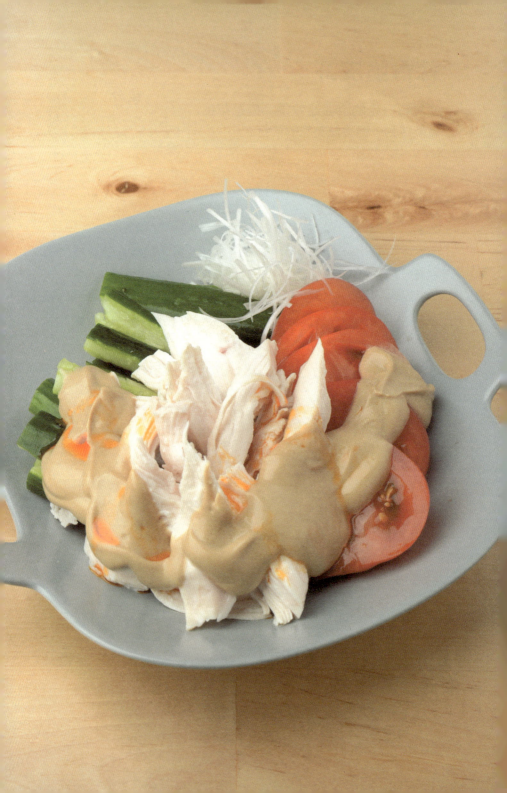

香浓芝麻酱棒棒鸡

香浓芝麻酱配上醋汁，口感更加清爽。
不加盐也很美味！

盐分
0.1 g

食材（2人份）

鸡胸肉（去皮）……200 g
水……3杯
料酒……3大勺
黄瓜……1根
西红柿……1个
大葱……8 cm
A | 白芝麻酱……2大勺
　 | 醋……1大勺
　 | 芝麻油……1/2大勺
　 | 辣油……1/2小勺
　 | 白砂糖……1/2小勺
　 | 生姜泥……1/2小勺

做法

①在锅中倒入水和料酒，开火加热至沸腾。

②顺着纹路将鸡胸肉切成2~3等份。放入锅中，加热1分钟后关火。盖上盖子，焖7~8分钟。待熟透后取出，撕成鸡肉丝。

③将黄瓜去蒂后拍扁，再切成细长条。西红柿切成薄片。

④将大葱切成4 cm的长段，外皮切成细丝备用，剩下的部分切成碎粒，与酱汁A搅拌均匀后备用。

⑤餐具底部依次铺上黄瓜条、西红柿片、葱白丝和鸡肉丝，最后将酱汁均匀地浇在上面，可按个人喜好添加辣油。

用加入大量料酒的汤汁给鸡胸肉保温，可以让香味更醇厚，口感更柔和。

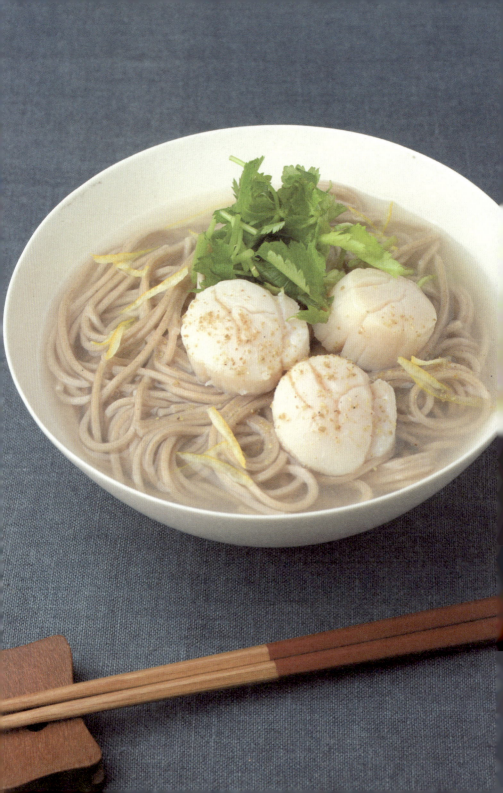

花椒扇贝柱荞麦面

不使用蘸面汁，对血压很友好！荞麦面的
汤汁中增添了扇贝的鲜味及花椒的香味。

盐分
0.2 g

食材（2人份）

生荞麦面……2份
扇贝柱……6个
鸭儿芹……1把
水……7/2杯
花椒粉……1/2小勺
柚子皮……适量

※柚子皮可用柠檬皮代替。

做法

①将鸭儿芹切碎，柚子皮切成丝。

②在锅中倒入水，并开火煮沸。加入荞麦面，再次煮沸后继续加热。中途需要搅拌面条。比包装上建议的时间提前1分钟捞出面条，装盘。

③在锅内汤汁里放入扇贝柱及花椒粉，煮1分钟。

④将汤汁倒入装有荞麦面的碗中，放入扇贝柱，用鸭儿芹和柚子皮点缀好后撒上花椒粉。

这道菜充分展现了食材本身的美味。汤汁较少，可以尝到荞麦面浓厚的香味。推荐选用100%荞麦粉做的荞麦面。

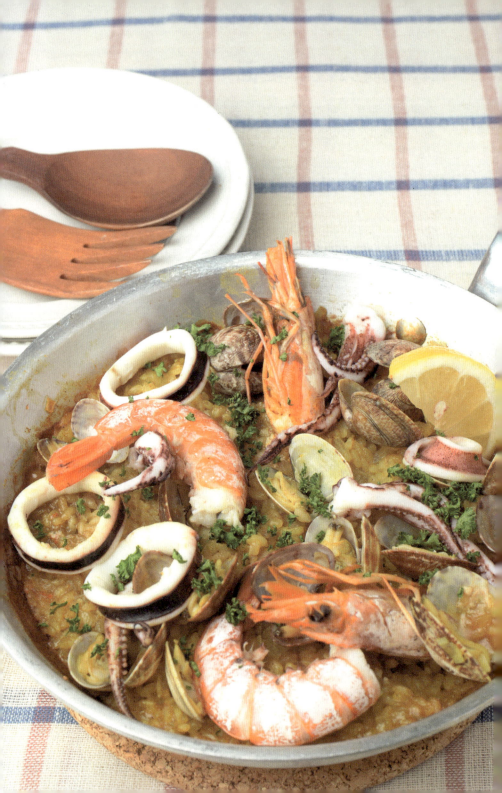

西班牙海鲜烩饭

吃鱿鱼和虾能摄取钾。这道无盐海鲜烩饭具有海鲜的鲜美与咖喱粉的浓郁香味。

盐分
0.4 g

※按3人份测算的含盐量

食材（2~3人份）

大米……180 g
洋葱……1/2个
大蒜……2瓣
橄榄油……1大勺
蛤蜊……80 g
大虾……2只
鱿鱼……100 g
A │ 水……3/4杯
  │ 白葡萄酒……2大勺
  │ 咖喱粉……2小勺
欧芹、柠檬……适量

做法

①将洋葱、大蒜切碎。鱿鱼切成圆环。蛤蜊搓洗干净。虾洗净后掰下虾头，去掉虾脚。

②在平底锅中倒入橄榄油，放入大蒜进行翻炒，待炒出香味后放入洋葱，炒至半透明状。

③大米下锅，继续翻炒，待米粒变软后关火。

④倒入酱汁A，搅拌均匀。在米上摆好虾、蛤蜊、鱿鱼圈后，盖上盖子，开中火加热至沸腾。

⑤完全沸腾后，改小火再煮约10分钟。

⑥煮熟后，关火。撒上欧芹碎，盖上盖子再焖10分钟。最后放上柠檬片点缀。

出锅后可以挤柠檬汁淋在烩饭上，味道会更鲜美。用砂锅或平底锅煮制烩饭，可以尝到有浓郁海鲜风味的锅巴。

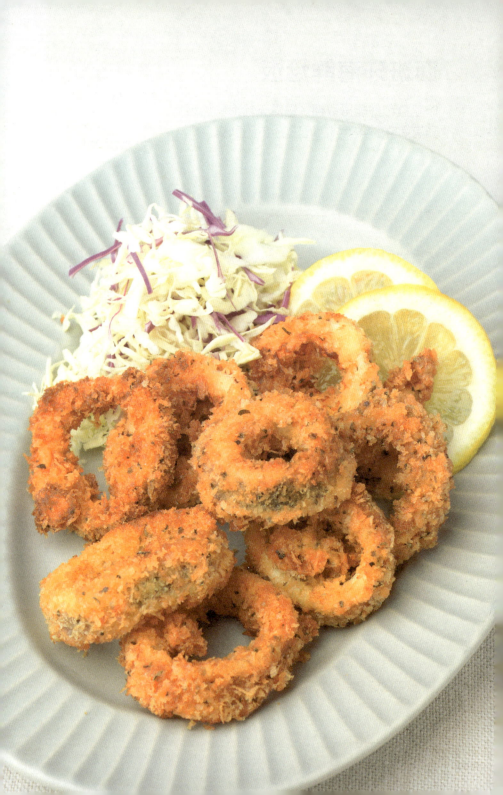

香炸鱿鱼圈

不用酱油或酱汁，靠香草调味的面糊就能让鱿鱼更美味！

盐分
0.4 g

食材（2人份）

鱿鱼……200 g
面粉……2大勺
鸡蛋……1个
面包糠……6大勺
干香草（罗勒、欧芹等，根据喜好选择）……1/2小勺
卷心菜丝、柠檬……适量

做法

①将鱿鱼切成厚一点的圆环，擦干水分后备用。面包糠内加入干香草，搅拌均匀后备用。

②将鱿鱼圈依次蘸面粉、蛋液、香草面包糠，用170~180 ℃的热油炸至金黄酥脆（放入油锅后不要触碰鱿鱼圈，不然面糊容易脱落）。

③装盘，可根据个人喜好用卷心菜丝、柠檬点缀。

也可根据个人喜好，在面粉或蛋液中加入干香草，可以让味道更浓郁。

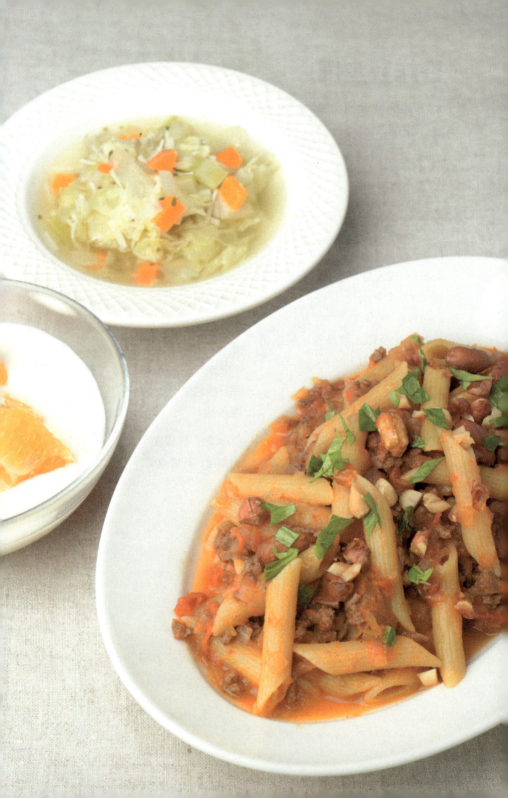

无盐肉酱面

完全不使用盐也能做出十分美味的意大利肉酱面。

盐分
0.1 g

食材（2人份）

混合肉末……100 g
洋葱……1/2个
大蒜……2瓣
西芹……1/2根
花生……12粒
橄榄油……2小勺
辣椒圈……适量
面粉……2小勺
斜切通心粉……100 g
A｜水……2杯
　｜西红柿碎罐头……200 g
　｜红酒……1/2杯
　｜干香草……1/3小勺
　｜白砂糖……1小勺
　｜咖喱粉……1/2小勺
无盐黄油……20 g
欧芹、塔巴斯哥辣酱……适量

※混合肉末可使用猪肉、牛肉或鸡肉等。
可根据个人喜好添加干香草。

做法

①将洋葱、大蒜、西芹均切碎。将3~4粒花生压碎，作为装饰备用。

②在平底锅中倒入橄榄油，放入大蒜及辣椒圈翻炒，待炒出香味后放入洋葱、西芹，继续翻炒。

③待洋葱炒至半透明状后，倒入肉末，翻炒至颗粒状。再加入面粉，继续翻炒至没有粉状物。

④将通心粉、整颗花生以及酱汁A倒入锅中，煮至沸腾后再煮12分钟，中途需搅拌。

⑤将通心粉煮熟后继续加热，直至水分收干。关火，加入黄油。

⑥装盘，撒上花生碎。可根据个人喜好加入欧芹、塔巴斯哥辣酱调味。

花生和红酒的风味丰富了肉酱面的口感。可以按照个人喜好撒上肉桂粉，能品尝到不一样的美味。

原味蔬菜汤

用小火精心熬煮的蔬菜汤，味道甘甜。

食材（2人份）

卷心菜……150 g
洋葱……1/2个
大蒜……1瓣
胡萝卜……1/5根
西芹……1/3根
金针菇……50 g
橄榄油……2小勺
水……5/3杯
白葡萄酒……2大勺
干香草、醋……适量

做法

①将卷心菜、洋葱、胡萝卜及西芹切成适口的小块，金针菇切小段。大蒜切碎。

②在锅中倒入橄榄油，放入大蒜，翻炒至出香味。

③放入洋葱、西芹，翻炒至呈半透明状后，倒入剩余蔬菜，一起翻炒。

④待食材变软后，倒入水、白葡萄酒，并加入干香草，盖上盖子，用小火焖煮15分钟。

⑤待全部食材煮熟后关火，淋上适量醋汁，装盘即可。

可以选用自己喜欢的任何蔬菜。用小火慢慢焖煮蔬菜是关键。最后用醋代替盐来调味。

第 **5** 章

有助于降血压的
穴位及拉伸运动

快速降低血压的简单方法

01

轻松降血压的

"魔法开关"——

合谷穴

降血压效果显著的"万能穴位"

两只手各自的大拇指与食指的虎口间，有一个在中医里被称作合谷穴的穴位。它在推拿师或针灸师眼里是"万能穴位"。刺激此部位，可以缓解身体上的很多不适。

对于血压偏高的人来说，其效果尤为明显。按压合谷穴一定的时间，血压就会慢慢回落。虽然效果因人而异，但高血压患者持续按压合谷穴5分钟左右，间隔10分钟后再测量，血压会降低20~30 mmHg。我曾经的一名患者在按压合谷穴后，收缩压短时间内从170 mmHg降到了120 mmHg。

虽然我们全身上下有很多可以改善血压的穴位，但大多数的降血压效果都是暂时性的。24小时血压测量仪监测数据表明，只有按压合谷穴具有长期降血压的效果。

有些书里说，按压穴位时配合深呼吸，降血压效果会更好。但是我建议在测试合谷穴是否适合你时不要这样做。如前文所述，深呼吸的降血压效果非常明显，按压穴位的同时做深呼吸的话，则无法正确判断到底是哪个方式在起作用。

按压合谷穴有持久的降血压效果

按压合谷穴除了有降血压的效果之外，还具有缓解肩酸、颈部疼痛、头疼、牙痛、肩周炎、颌关节痛、眼部疲劳、听力下降、鼻塞、头晕、体寒及抑郁等的作用。

为什么按压合谷穴能有这么多功效呢?

这是因为**按压合谷穴可以刺激血管扩张，改善全身的血液循环**。实际上，我们在按压患者的合谷穴的同时用红外体温计测量其体温就会发现，他的体温升高了大约1 ℃。

患者本人也表示"身体变暖和了，很舒服"，这就是血液循环速度加快的表现。

我让很多患者试验了合谷穴的降血压效果，大致上**每次按压后，效果能持续4小时**。也就是说，每天按压合谷穴3次，每次间隔4小时，就能保持白天的血压处于稳定状态。

实际上，我试着每天按压3次，每次按压10分钟，并坚持了2个月后，用24小时血压测量仪测量发现，收缩压下降4.3 mmHg，白天血压下降2~10 mmHg，降幅最大能达到

23.8 mmHg。

深呼吸虽然也具有降血压效果，但几分钟后会出现反弹。与之相对，按压合谷穴的降压效果可以持续4小时之久，是最为理想的辅助性降血压方法。不过需要注意的是，按压过于用力的话，会因为疼痛导致血压升高。因此，按压时力度一定要适中。

 ## 其他具有降血压效果的穴位

除了合谷穴，还有几个穴位同样具有较好的降血压效果。比如百会穴、人迎穴、足三里穴、曲池穴、风池穴、三阴交穴、悬钟穴、神门穴、内关穴。其中最受关注的是人迎穴。

人迎穴位于喉结旁开两指宽处（食指和中指），用手触摸时能感受到脉搏跳动。

其实，人迎穴在西医中也被视作一个特殊部位。因为它位于控制自主神经的"星状神经节"之上，在颈总动脉搏动处，附近还有颈动脉窦压力感受器。**按压此部位时，可能会引起迷走神经反射，心率下降，脉搏变慢，血压下降。**

日本针灸名家代田文志曾指出，人迎穴位于解剖学中颈动脉窦所处的位置，因此可以针刺颈动脉窦缓解血压升高。

此外，日本长野的针灸师丸山用皮内针对100名患者进行刺窦治疗后发现，92名患者的血压有所下降，但也有4名患者的血压上升了。

我平常也会利用人迎穴来为患者治疗，有一次为一位男性患者进行按压治疗后发现，他的收缩压从150 mmHg下降到了126 mmHg。

 ## 了解人迎穴的危险性

当人体低密度脂蛋白胆固醇过高时，人迎穴所在的颈动脉附近容易形成斑块。如果斑块破裂，会形成血栓，使罹患脑梗死的风险上升。因此，按压该部位时，需要确认患者是否存在斑块或血栓。

另外，以前的医生会通过按摩患者的颈动脉窦治疗阵发性室上性心动过速。阵发性室上性心动过速是指心跳突然加快，每分钟心率超过150次。按压颈动脉窦，可能会抑制窦房结、房室结等心脏的生物电活动的传导路径，发生心动过缓、血压下降，流向脑干的血液量减少，甚至使人陷入昏迷状态。

这在柔道或柔术中的绞技中也有所应用，因颈动脉窦反射引起的昏厥状态被称作"绞晕"。绞技从医学角度看属于高危行为，有损伤大脑的风险。

因此，**不建议非专业人士以降血压为目的按压人迎穴。一定要谨记按压不当可能导致昏厥及脑卒中。**

合谷穴的位置和按压方法

合谷穴的降血压效果立竿见影。合谷穴位于大拇指和食指的根部交叉部位。建议每天按压左右手的穴位各3次，每次3~5分钟。

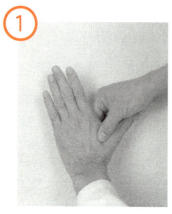

可以通过3种方法寻找合谷穴。

①大拇指和食指根部的三角区处。

②食指骨头与大拇指骨头的交叉处。

③沿着食指骨头按压，感觉到轻微疼痛、硬邦邦的位置。

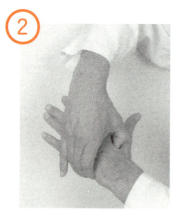

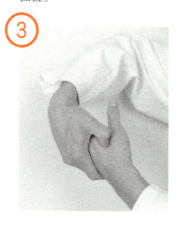

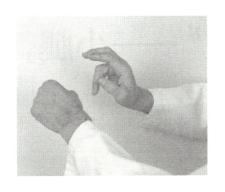

　　如果按压合谷穴时痛感太强，或者手部太累无法持续按压时，可以并拢食指和中指，有节奏地敲打合谷穴。

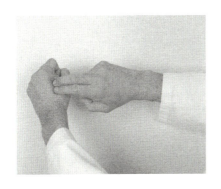

　　敲打60下后，换另外一只手，重复相同的动作。

02

敲打

"第二心脏"——小腿，

改善血液循环

现代人的血液容易滞留于下半身

心脏就像一台强力泵，将血液输送至全身，回流的血液经静脉再返回心脏。这样的循环需要依靠肌肉的收缩产生动力。**流至下半身的血液，需要靠腿部肌肉的收缩使其回流心脏。**

但是，现代人普遍缺乏运动，小腿肌肉衰弱、僵硬，无法很好地使血液回流至心脏。因此，血液容易滞留下半身，引起体寒或腿部水肿。

想改善这种状况，适量锻炼小腿肌肉最为有效。步行或跑步是最佳的运动方式。但对于没时间运动的人来说，也可以试试我自创的"小腿敲打法"。

比按揉更轻松的小腿敲打法

我曾对来我这里就诊的高血压患者进行过调查，发现**大约有一半人存在小腿肌肉僵硬，一捏就痛的问题**，而另一半人小腿肌肉柔软，怎么捏都没有痛感。细问后发现，小腿肌肉柔软且捏着不痛的人平常走路比较多。

按摩是最能让僵硬的小腿肌肉放松的办法。但是，小腿肌肉属于大块肌肉，按摩时需用较大的力度，并非所有人都有力气为自己长时间按摩。如果是由运动不足所导致的肌肉僵硬，更是不容易轻松缓解。

因此，我才推荐大家试试"小腿敲打法"，这种方式对力度并没有要求。

腿部水肿是滞留在下半身的血液中的水分排到了血管之外所导致的。血液循环通畅后，细胞外的水分就会被吸收。

每天做3次"小腿敲打法"，效果更好。

我尤其建议大家在泡完澡后做，此时肌肉较柔软，更有助于放松。

小腿敲打法

小腿也被称为"第二心脏"。小腿肌肉属于大块肌肉，按揉起来比较困难。不过靠敲打的方式也能达到与按摩同样的效果。

小腿内外侧

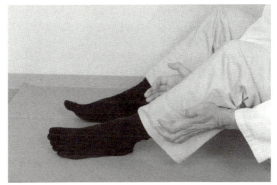

从脚踝开始往上，慢慢地有节奏地敲打小腿内外侧。单条腿敲打5分钟左右。

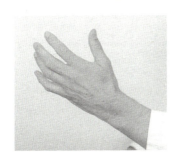

敲打小腿内外侧时，建议使用手掌根部有弹力的部位，以不强也不弱，让人感觉舒适的力度敲打。

小腿后侧

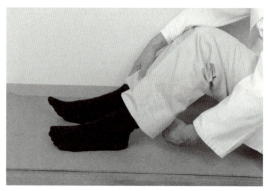

　　敲打完小腿内外侧后，再握拳从下往上敲打小腿后侧。单条腿敲打3分钟左右。

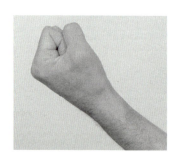

　　敲打小腿后侧时，建议握拳，以左图所示部位接触小腿，进行敲打。

03

一个人也能

轻松做到的

"花生型网球按摩法"

低成本、无需特殊道具的按摩法

拉伸运动及按摩可以缓解肌肉紧绷，改善全身血液循环，因此具有降血压的作用。但如果需要有人帮忙按摩或者使用特殊道具的话，很多人就无法随心所欲地进行尝试。

于是，我发明了**一种手工制作的健康器材，即将两颗网球用胶带粘到一起，做成花生型的按摩轴**。网球可以在运动用品店或大型超市买到，胶带更是家庭常备物品。

使用"花生型网球按摩轴"沿着脊椎，以两侧的竖脊肌为中心进行按压，可以缓解背部肌肉紧张，让身体得到放松。腰痛或肩酸得到改善，身体状态得到调整后，血压也会变得稳定。

不容易累且不挑场所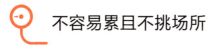

这种按摩方式的优点在于，**形似花生的形状稳固了拥有一定弹力的网球**。直接用网球按压背部比较困难，但是用胶带将两个网球固定起来使用就方便得多。而且，通过调整网球的摆放方式还能实现脊椎左右对称的按压。

另一个优点就是，其只需要利用自重，不需要额外用力就能完成按摩。这样也就不会产生手部疲劳的问题。大家在闲暇时间不妨试一试。

网球按摩法一般是在平躺的状态下进行的，但**以靠墙的方式进行也可以**。将花生型网球按摩轴夹在墙壁与后背之间，再挪动后背即可。这与平躺着做的效果一样，也能缓解肌肉紧张。

这种按摩方式在工作间隙也容易进行，能让人随时放松身体。花生型网球按摩轴可以放在办公桌的抽屉或柜子里，不用随身携带，也不占地方。大家可以参考下文介绍的要点，每天早、中、晚各按摩1次，每次1分钟。

花生型网球按摩轴的制作方法和按摩法

"花生型网球按摩轴"是用两个网球就可以制作的健身器材。使用"花生型网球按摩轴"进行按摩可以缓解肌肉紧张,有助于降低血压!快来试试这个简单的按摩方法吧!

花生型网球按摩轴的制作方法

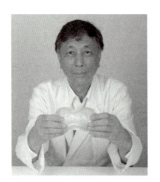

让我们先一起来制作花生型网球按摩轴吧!

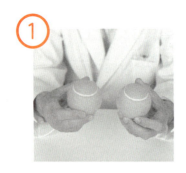

首先准备两个硬式网球。

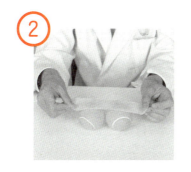

　　将两个网球摆放在一起，用胶带粘连起来。胶带建议使用橡胶胶带（非纸胶带）或宽幅塑料胶带。

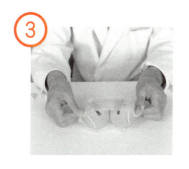

　　翻面后同样用胶带固定。

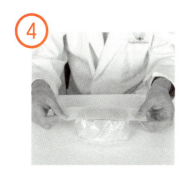

　　以较长的一边为轴，翻转90°，继续粘贴胶带。

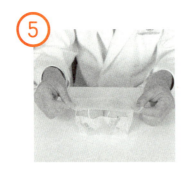

翻面，粘贴胶带。注意球体不能松动，要将它们紧紧粘牢。此时，网球的表面几乎全部被胶带包裹。

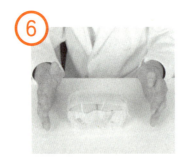

花生型网球按摩轴已经基本成型。接下来，用手按压整个球体，让胶带更加贴合网球。

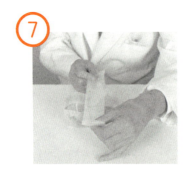

在两个网球的接合处缠绕胶带固定。勒出"花生细腰"。

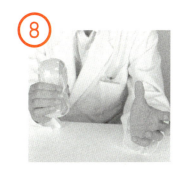

最后，再次用手按压胶带，使其与球体贴合。为了避免被胶带的边缘扎到，请将边缘修剪成圆弧形。

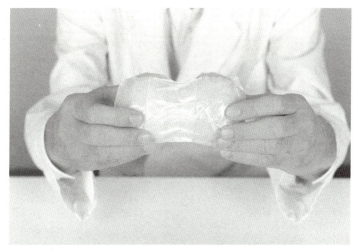

这样花生型网球按摩轴就做好啦！

平躺时的按摩法

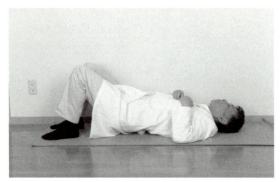

在地板上铺好垫子之后躺下，把花生型网球按摩轴对准后背的穴位放置好，让身体往下压。每个穴位按压1分钟左右。

倚靠墙壁时的按摩法

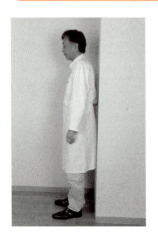

就算不平躺，倚靠墙壁也能按压。在办公室或者外出时也可以做，非常推荐。

花生型网球按摩部位图

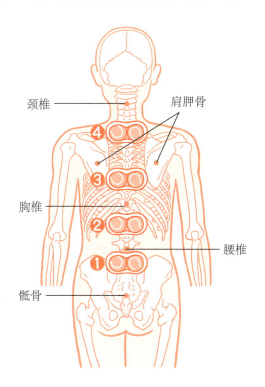

颈椎

肩胛骨

④

③

胸椎

②

①

腰椎

骶骨

　　花生型网球按摩部位请参考上图。首先按压骨盆处，然后以1~2个拳头大小的间隔距离慢慢往上移。按照骨盆、腰椎上方、肩胛骨下方、肩胛骨上方的顺序，每个部位按压1分钟左右。图中①~④为穴位的参考位置。除了这几个穴位之外，如果还有酸痛的地方，也可以上下移动进行按摩。

04

调节

自主神经功能、

有效降血压的

"自主神经训练法"

维持自主神经系统平衡的重要性

众所周知，压力会给身体带来各种各样的负面影响，尤其是自主神经功能紊乱，这会引发多种疾患。代表性病症有慢性疲劳、神经性胃炎、便秘、腹泻及高血压等。治疗这些疾病必须根除压力这一发病原因，并**调节紊乱的自主神经功能，使其恢复正常。**

我推荐大家试一试"自主神经训练法"，这个方法可以有效作用于自主神经系统，使其恢复平衡，达到良好状态。

结束时不要忘记"唤醒动作"

我在第173页会详细讲解"自主神经训练法"的步骤。在这里我想要强调的是，"自主神经训练法"与"唤醒动作"是配套的，最后千万不要忘记做"唤醒动作"。

如果没有做"唤醒动作"就站起来，在血管扩张的状态下血压快速下降，会引起眩晕，需要多加注意。

一般而言，自主神经训练法需要早、中、晚各做1次。如果能集中注意力正确练习，就可以体会到犹如从深度睡眠中苏醒过来一般的轻松感。而这正是自主神经系统恢复平衡的表现。自主神经系统恢复平衡后，末梢血管扩张会改善血液循环，有助于降血压。

不用吃药，也不用去特殊场所接受治疗，简单、易操作，无论是谁都可以做到，这就是自主神经训练法的最大优点。

自主神经训练法

接下来是关于自主神经训练法的详细介绍。
不要出声，在心中默念引号中的话。

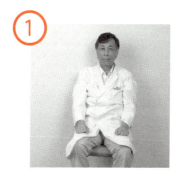

首先坐在椅子上，双手放在膝盖上。闭上眼睛，让心情平静下来。

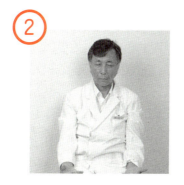

在心中反复默念"我的内心很平静""我的内心很平静"……

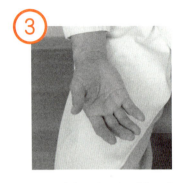

将注意力集中在右手。

默念"右手很暖和，很暖和，很暖和。"
"右手热乎乎的，很暖和，很暖和，很暖和。"
"右手很暖和，很暖和，很暖和。"
"右手热乎乎的，很暖和，很暖和，很暖和。"
这样的话，右手就会慢慢暖和起来。

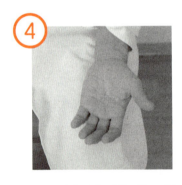

将注意力集中在左手。

默念"左手很暖和，很暖和，很暖和。"
"左手热乎乎的，很暖和，很暖和，很暖和。"
"左手很暖和，很暖和，很暖和。"
"左手热乎乎的，很暖和，很暖和，很暖和。"
左手也会慢慢暖和起来。

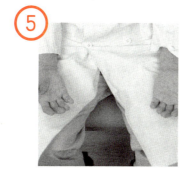

⑤ 接下来，将注意力集中于双手。

默念"双手很暖和，很暖和，很暖和。"

"双手热乎乎的，很暖和，很暖和，很暖和。"

"双手很暖和，很暖和，很暖和。"

"双手热乎乎的，很暖和，很暖和，很暖和。"

集中注意力的话，双手会逐渐暖和起来。

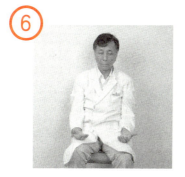

⑥ 接下来，再将注意力集中于双手和双腿。

反复默念4次。

"双手和双腿都很暖和，很暖和，很暖和。"

"双手和双腿都热乎乎的，很暖和，很暖和，很暖和。"

"双手和双腿都很暖和，很暖和，很暖和。"

"双手和双腿都热乎乎的，很暖和，很暖和，很暖和。"

在练习过程中，自主神经功能正在得到有效调节。

在心中默念"我的内心非常平静""我的内心非常平静"……

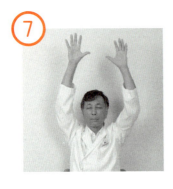

做完前面的练习后，还需要做"唤醒动作"。

双手用力上举，手部重复握拳、张开这样的动作4~5次。

这样可以预防血压过度下降导致的起立眩晕。

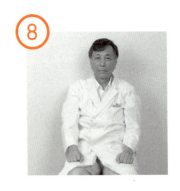

慢慢调整呼吸，并睁开双眼。

这才是自主神经训练法的结束动作。

结语

读完这本书，大家感觉如何呢？

我这个所谓的"血压先生"将自己的经验倾囊相授，写在了这本书里。书中不仅分享了我作为专科医生多年来积累的临床经验，还提供了部分我个人的血压测试数据、患者的测试数据，以及多项研究成果。

正因为常年坚持测量自身血压，我才有机会洞察血压的本质。这本书集合了我基于自己实际经验而发现的有利于降低血压的要素，比如降血压的食物、饮品，饮食方法，生活习惯，需要引起注意的着装，拉伸运动及穴位按摩。其中涉及很多能有效降低血压的方法及相关信息，所有的方法都具有很强的实操性。

另外，书中还介绍了"一周减盐法"这种简单易行的减盐饮食法。我在第4章还介绍了简单易做的减盐菜谱，供大家在实践"一周减盐法"的时候参考。

衷心希望此书对大家有所帮助，让降血压生活变得更加轻松愉快！

血压管理打卡表

当前血压值：　　　　血压管理后血压值：

血压管理项目		1	2	3	4	5	6	7
每日饮食	早餐							
	午餐							
	加餐							
	晚餐							
	饮水量							
	加盐量							
每日习惯养成（打钩）	20粒无盐带皮花生							
	饮用杜仲茶/枸杞茶							
	适量饮用食用醋							
	衣着宽松							
	散步20分钟							
	按摩合谷穴							
	敲打小腿							

血压管理饮食方案——【一周减盐法】

推荐大家每月实行一次"一周减盐法"，即仅在一周内彻底减盐，之后恢复正常饮食。反复实践，人体会慢慢不再接受重口味，自然而然地减少整体饮食盐分。

——更多血压管理饮食技巧与生活方式请参考《血压管理》